李志沧

中医正骨经验传承集

主审◎李志沧

主编◎李朝阳

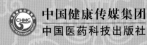

中国健康传媒集团

中国医药科技出版社

内 容 提 要

　　本书对李志沧的从医经历进行了系统的梳理，并对李老 60 多年中医正骨经验进行一次大总结，包括三十三式正骨手法、夹缚固定九式、骨伤秘方三十九首、康复按摩手法十九式、强身健骨练功法等内容，旨在继承学术、启迪后学。本书适合中医临床工作者、中医院校师生及中医爱好者阅读使用。

图书在版编目（CIP）数据

　　李志沧中医正骨经验传承集 / 李朝阳主编 . — 北京：中国医药科技出版社，2020.5
　　ISBN 978-7-5214-1631-2

　　Ⅰ . 李…　Ⅱ . ①李…　Ⅲ . ①正骨疗法－经验－中国－现代　Ⅳ . ① R274.2

　　中国版本图书馆 CIP 数据核字（2020）第 034517 号

美术编辑　　陈君杞
版式设计　　也　在

出版　**中国健康传媒集团** | 中国医药科技出版社
地址　北京市海淀区文慧园北路甲 22 号
邮编　100082
电话　发行：010-62227427　　邮购：010-62236938
网址　www.cmstp.com
规格　787 × 1092 mm $^1/_{16}$
印张　11 $^1/_4$
字数　145 千字
版次　2020 年 5 月第 1 版
印次　2020 年 5 月第 1 次印刷
印刷　三河市万龙印装有限公司
经销　全国各地新华书店
书号　ISBN 978-7-5214-1631-2
定价　**288.00 元**

获取新书信息、投稿、为图书纠错，请扫码联系我们。

成就发展篇

宝贵经验　发扬光大

救死扶伤　造福人民

李志沧骨科医院

中国中医研究院
骨伤科研究所
尚天裕

尚天裕教授题词

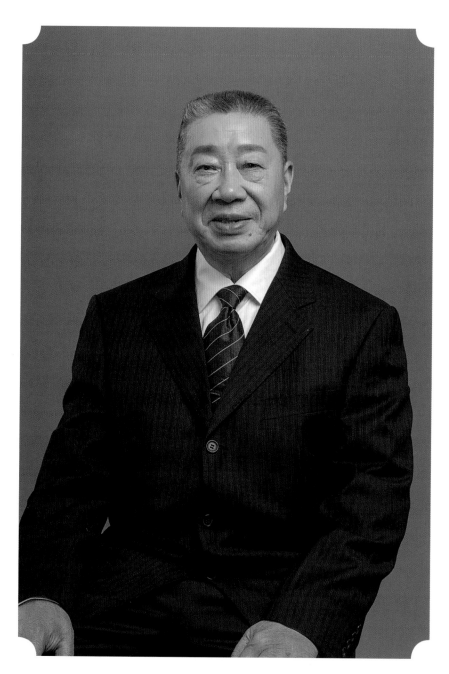

李志沧

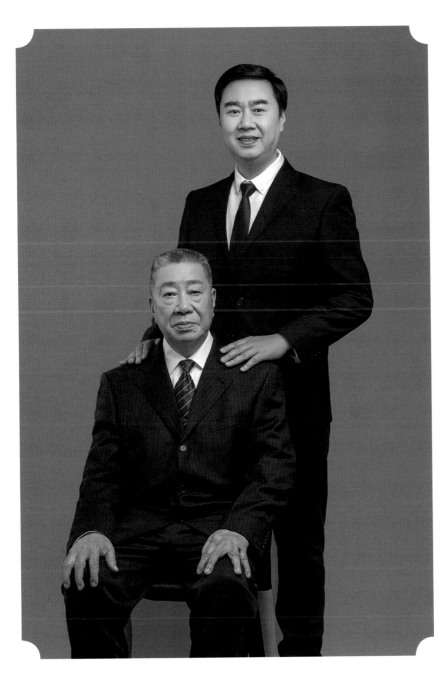

李志沧与李朝阳

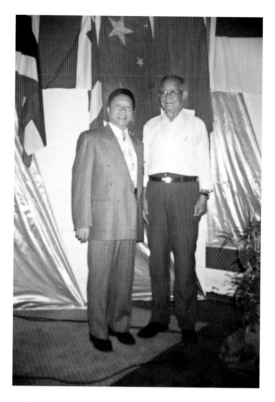

▲ 李志沧与我国中西医结合骨伤科的先驱尚天裕教授合影

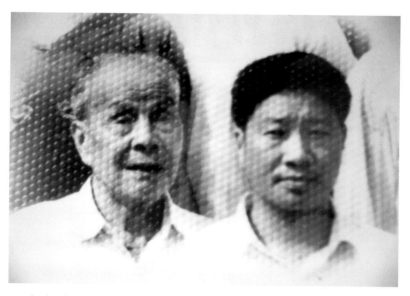

▲ 李志沧与全国著名骨科专家、武术专家郑怀贤老师合影

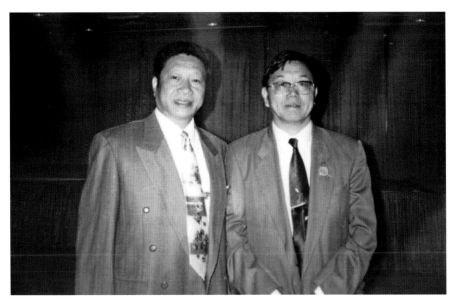

▲ 李志沧与世界中医骨科联合会《以下简称"世界骨联"》主席、上海中医药大学原校长施杞教授合影

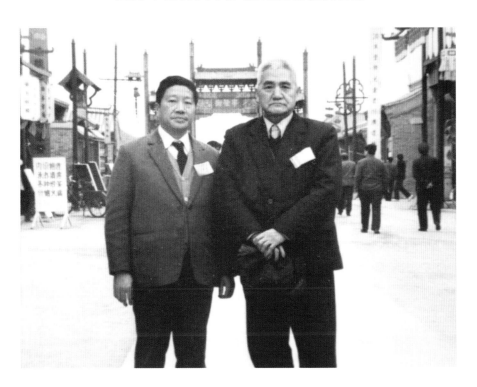

▲ 李志沧与上海中医药大学著名骨科教授郑效文教授合影

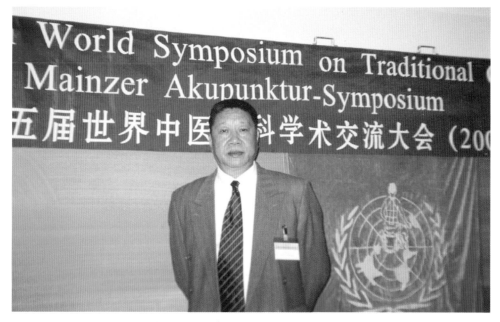

▲ 李志沧参加第五届世界中医骨科学术交流大会

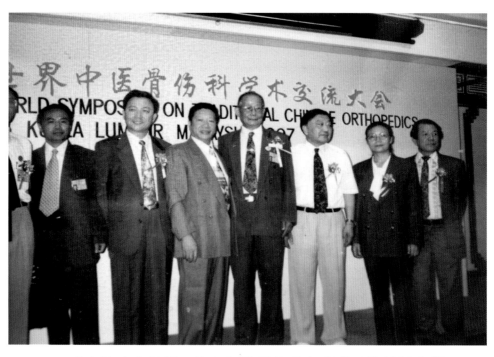

▲ 李志沧（右起第5位）与世界骨联主席尚天裕教授合影

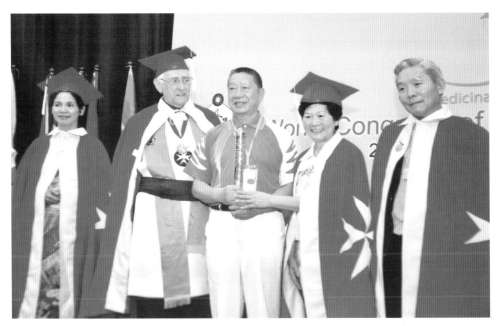

▲ 李志沧在斯里兰卡第 50 届世界传统医学大会上获奖

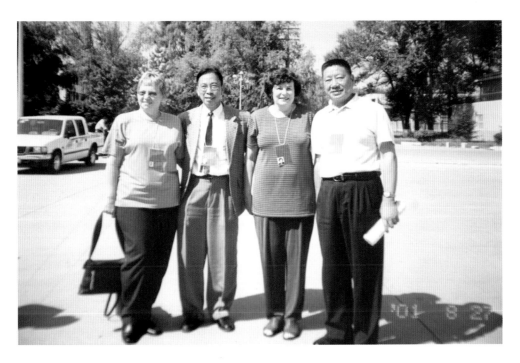

▲ 李志沧参加学术会议时与外国专家合影

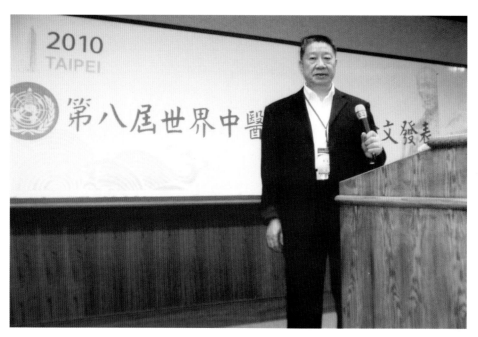

▲ 李志沧参加第八届世界中医骨科学术交流会

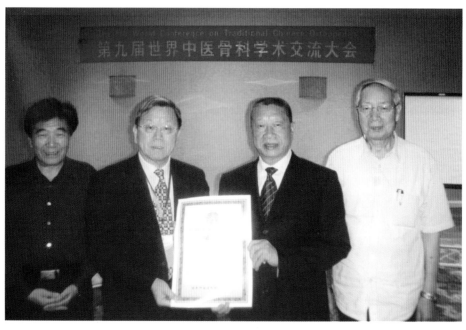

▲ 李志沧在美国芝加哥召开的世界中医骨科学术交流大会上获得
"尚天裕科学进步二等奖"

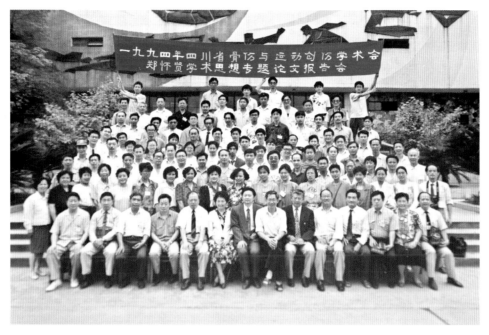

▲ 李志沧在成都参加"郑怀贤学术思想专题论文报告会"

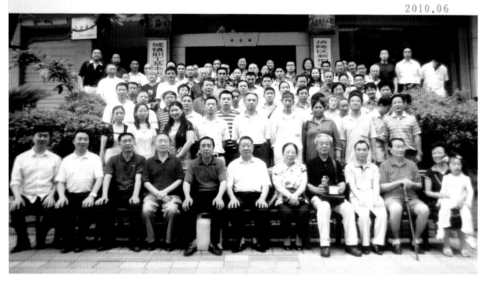

▲ 2010 年李志沧在重庆市涪陵区召开的"名老中医李志沧从事中医正骨 55 周年学术研讨大会"上合影

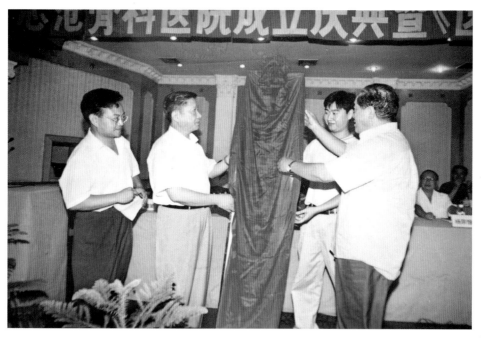

▲ 涪陵地区老领导罗时恕先生为医院举行揭牌仪式

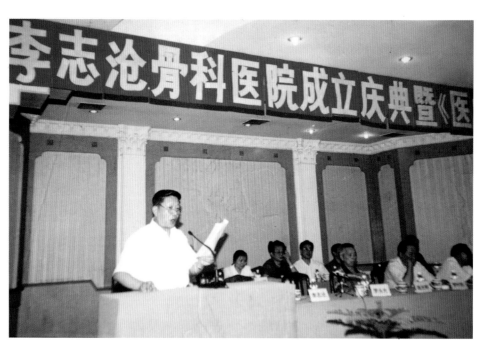

▲ 李志沧在李志沧骨科医院成立大会上致词

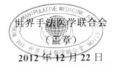

荣 誉 证 书
certificate of honour

首届评选世界手法
医学与传统疗法
大 师
李 志 沧

The First Selection of The
International Congress of
Manipulative Medicine and
Traditional Therapy
master
Li Zhicang

世界手法医学联合会
（盖章）
2012 年 12 月 22 日

The World Manipulative
Medical Association
November 22, 2012

▲ 2012 年李志沧荣获首届"世界手法医学与传统疗法大师"称号

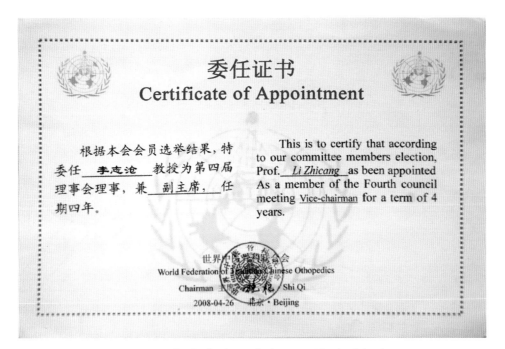

委任证书
Certificate of Appointment

根据本会会员选举结果，特
委任　李志沧　教授为第四届
理事会理事，兼　副主席，任
期四年。

This is to certify that according
to our committee members election,
Prof. _Li Zhicang_ as been appointed
As a member of the Fourth council
meeting Vice-chairman for a term of 4
years.

世界中医骨科联合会
World Federation of Tradition Chinese Othopedics
Chairman 王伟 Shi Qi
2008-04-26 北京·Beijing

▲ 2008 年李志沧当选为世界骨联副主席

委任证书
Certificate of Appointment

根据本会会员选举结果，特委任 __李志沧__ 教授为第五届理事会理事，兼 __副主席__ 任期六年。

This is to certify that according to our committee members election, Prof. __Li ZhiCang__ as been appointed As a member of the fifth council meeting for a term of 6 years.

世界中医骨科联合会
World Federation of Traditional Chinese Othopedics
Chairman 主席 Shi Qi
2012-06-30 北京·Beijing

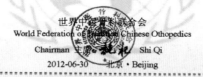

▲ 2012 年李志沧当选为第五届世界骨联副主席

委任证书
Certificate of Appointment

根据本会会员选举结果，特委任 __李朝阳__ 医师为第四届理事会常务理事，任期四年。

This is to certify that according to our committee members election, Dr. __Li Chaoyang__ as been appointed As a member of the Fourth council meeting for a term of 4 years.

世界中医骨科联合会
World Federation of Traditional Chinese Othopedics
Chairman 主席 Shi Qi
2008-04-26 北京·Beijing

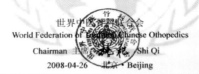

▲ 2008 年李朝阳当选为世界骨联第四届常务理事

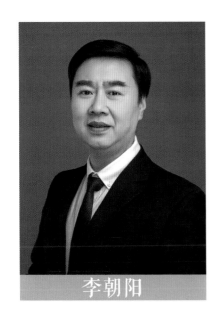

李朝阳

现任涪陵李志沧中医骨伤医院院长。中国农工民主党党员；涪陵区政协委员、涪陵区侨联副主席；涪陵区青年联合委员会副秘书长。2002年被选为"世界中医骨科联合委员会"理事。2003年获得"中国国际中医药博览会——国际中医骨科论坛"的"优秀国际中医骨科医师"称号。2007年被全国高等中医院校中医骨伤分会、中国人才研究会骨伤分会评为"中华骨伤名医"称号。2008年被选为"世界中医骨科联合委员会"常务理事。2008年被涪陵中医药学会评为"优秀中青年中医师"称号。2010年被评为"重庆市涪陵区第三届十大杰出青年"称号。2013年荣获国务院侨务办公室归侨侨眷先进个人。2015年荣获重庆市首届优秀基层中医；2016年荣获农工民主党年度全国社会服务工作先进个人；2016年荣获中国归国华侨联合会中国侨界贡献奖和创新人才奖。

编委会

《李志沧中医正骨经验传承集》是继 2014 年《李志沧传统中医正骨术》一书出版后的又一力作。李氏正骨经验历经五代，初创于清道光三十年（1850），李氏先祖李万纲在当地乡村行医，他采用中医传统手法正骨，并以上百种中草药熬制膏药，疗效独特。

时光荏苒、杏林话长，李氏正骨经验经历了 160 多年的传承，到第四代李志沧、第五代李朝阳身上时，因受到了现代医学科学的影响，李氏父子扩大了眼界和胸襟，前瞻性地修建了有着最先进医疗设备的李志沧中医骨伤医院大楼，聘请专家、学者共谋发展大计。他们深知李氏骨伤家学在现代骨伤治疗中的重大作用，不忘初心，将这部以李志沧为代表的《李志沧中医正骨经验传承集》公诸于世。

在这部传承集中，医德方面李氏提出了"十要十戒"；知识体系方面涵盖了中医骨伤四大治疗方法：复位、固定、药物、功能锻炼。在复位方面，他创造性地提出三十三式正骨手法（包括理筋手法和按摩手法）；在固定方面，他独创夹缚固定九式（包括外固定和内固定）；在药物方面，他独创骨伤秘方三十九首（包括内治法和外治法，特别是独门绝技的跌打酒、损伤膏、接骨丹、跳骨丹、正骨膏等），在患者的治疗中起着神奇的作用；在功能锻炼方面，他推荐的康复按摩手法十九式、强身健骨练功法等在患者的后期康复中起着重要作用。

在这里要特别提出的是李老对夹缚固定的认识，

他特别遵循提倡："凡能应用闭合手法整复、矫正，就不必应用手术的方法矫正；凡是能用外固定的，就不必用内固定进行治疗。"虽然是两句简单的话，但是它确实是中西医骨伤固定治疗以及"动""静"争论的分水岭。由于受历史条件的限制，李氏五代少用内固定的方法，但是从李老的大量医案中可以看到这种方法有着极其良好的医疗效果。

李氏中医骨伤是一个整体治疗体系（复位、固定、药物、功能锻炼），每一个环节都能互相呼应，环环相扣，充满了独创精神和哲学思辨的人文内涵，这是李氏五代对中华医药的特殊贡献。

大家知道，中医药学是维护、繁衍中华民族几千年的医学，是我国具有独特理论和技术方法的医药体系，是世界文明的宝贵财富。中医骨伤科学是中医学的重要分支，正因为有了李氏中医骨伤这样的经验积累和传承，才使得中医骨伤科学历久弥新，永葆活力。

当前，国家提出了《中医药发展战略规划纲要（2016—2030年）》，又发布了《"健康中国2030"规划纲要》，明确了健康中国建设的目标和任务，掀起了一个全民关心中医健康知识的热潮，人民对中医信任逐渐增加，可以预见中医骨伤科学会对人类健康做出更大的贡献。

任达福

2020年1月

中医药是中国古代科学技术的瑰宝，是打开中华文明宝库的钥匙。习近平总书记在全国卫生与健康大会上强调，中医药学是我国各族人民在长期生产、生活和同疾病做斗争中逐步形成并不断丰富发展的医学科学，是我国具有独特理论和技术方法的体系。因此，扶持和促进中医药事业发展，对于深化医药卫生体制改革、提高人民群众健康水平、弘扬中华文化、促进经济发展和社会和谐，都具有十分重要的意义。

随着经济全球化、科技进步和现代医学的快速发展，我国中医药发展环境发生了深刻变化，面临许多新情况、新问题。中医药特色优势逐渐淡化，很多老中医药专家的学术思想和经验得不到传承，一些特色诊疗技术、方法濒临失传，继续开展全国老中医药专家学术经验继承和挖掘工作，对于传承中医药文化和经验精华、培养优秀中医领军人才和团队，都具有非常重大的意义。

中医是门实践科学，有其自身的发展规律，中医学术的传承历史上多数表现为师徒口授心传，老中医药专家的学术思想和临证经验是中医药学宝库的宝贵财富，深入挖掘、抢救、整理他们的经验精华尤为急迫。

李志沧老师是新中国成立后的第一代中医学子，当代著名中医骨伤科专家，是"李氏正骨"的第四代传承人，也是"李志沧传统中医正骨术"及李志沧中医骨伤医院的创始人。

六十年栉风沐雨，六十年春华秋实。李老为中医骨伤事业奔波辛苦了60多年，长期活跃在教学和临床一线，孜孜追求，不断创新，不断发展，不断走向成熟，以高尚的医德、独特的理论、精湛的医术，赢得了患者和中医学术界的敬重和钦佩。

　　总结李老骨科经验的著作《李志沧传统中医正骨术》一书出版发行后引起了强烈反响。本书的出版，即是应广大读者的迫切要求。本书不仅对李志沧的从医经历进行了系统的梳理，还对李老60多年中医正骨经验进行一次大总结，包括三十三式正骨手法、夹缚固定九式、骨伤秘方三十九首、康复按摩手法十九式、强身健骨练功法等内容，旨在继承学术、启迪后学。本书的出版，见证了"李志沧传统中医正骨术"、李志沧中医骨伤医院创业发展的风雨历程，更激励着后来者及传承人们要有志存高远的厚重情怀，奋发有为，做时代的强者，为中医骨科事业、为健康中国事业做出贡献。

编者
2020 年 1 月

第一章

医家小传

李志沧，1941年6月出生在四川省丰都县双路镇一个中医世家，是"李氏正骨"的第四代传人，"李志沧传统中医正骨术"及李志沧中医骨伤医院的创始人。他继承家学，悬壶行医60多年，以"不开刀、痛苦小、康复快、花钱少"为特色，在长期的医疗实践中，形成了一整套独特的中医正骨理论体系和完整的治疗原则及方法，积累了非常丰富的经验。他自创的三十三式正骨手法、夹缚固定九式、骨伤秘方三十九首、强身健骨练功法等实用的手法和方药，已成为中医骨伤学中不可或缺的宝贵财富。

李老自幼涉足医坛，在父亲的熏陶教诲下，从小就立下了"以医济世"的决心，毅然决然地踏上了从医之路。

一、学徒生涯，拜师三次（1955—1958年）

（一）首次拜师

李老的父亲李德洪（字济春），为李氏正骨的第三代传承人，19岁时就已在镇上开设中医药铺，命名为"德济堂"，开业行医，悬壶济世，并召纳中医学徒。新中国成立后工作在双路镇联合诊所，曾被评为丰都县十大名老中医、县卫生先进工作者。

1955年，从小受家风熏陶的李志沧，在党中央有关中医政策的感召下，在父亲的鼓励下，经当地政府推荐介绍，与师兄刘德金等4名青少年，在组织的安排下，一道拜师于自己的父亲李济春，正式订立师徒合同，报当地政府和县卫生科备案，从此成为一名中医学徒。

1. 入门第一课——医德教育

从医者，医德为先。老师谆谆教导他们："学医先学德：首先要学为好人，做好事，做一个对国家对人民有作为的人。要牢记先辈传下来的《四字六六诀》。四字是真诚善良。六六诀即六要六不要。六要是：一要爱国爱民，二要济世活人，三要思想纯正，四要谦虚谨慎，五要尊师重道，六要求实勤奋。六不要：一不违法乱纪，二不丧天害理，三不伤生害命，四不奸盗邪淫，五不骄傲自满，六不贪财受贿。牢记牢记！代代传承。"

2. 中医药学基础知识

李老他们在李济春老师的指导下背诵了很多中医经典歌诀，如：①医学三字经歌诀。②中药十八反歌诀。③中药十九畏歌诀。④中药妊娠禁忌歌诀。⑤四大药性歌诀。⑥四百味歌诀。⑦见病知方汤头歌诀。⑧伤寒金口诀。⑨四言脉诀。⑩李濒湖二十八脉歌诀。⑪妇科脉诀。⑫七大怪脉诀。⑬正骨手法歌诀。⑭接骨治伤方药。⑮针灸五要穴。⑯马丹阳天星十二诀。⑰针灸十二经络经穴歌诀。另外，他们还参加了全国基层函授医生、中西医结合函授班的学习。

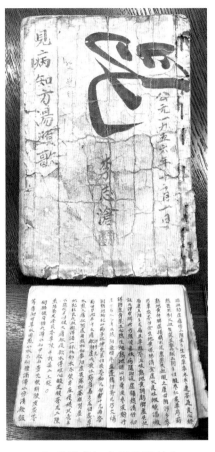

▲《见病知方汤头歌诀》

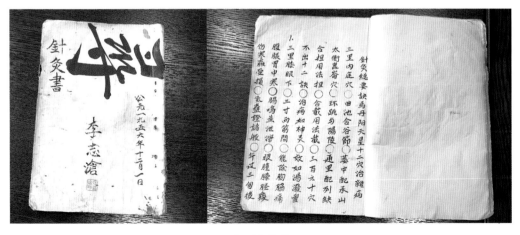

▲ 针灸书

3. 临床基础实践

在临床操作中，李老不仅要掌握认药、碾药、炮制药等中医药方面的技能，还要熟练掌握西医的注射输液等基本技能。

（1）熟练掌握中药技能：买药、认药、尝药、切药、冲药、碾药、称药、炮制药等。

（2）熟练掌握西医基础操作：注射、输液、消毒、换药、敷药、包扎、急救、止血、清创、缝合、西药配方发药、预防宣传、预防接种、卫生防疫、体检等。

（3）进入临床：门诊上跟随老师听讲解，抄处方。出诊时跟随老师背药箱，做治疗。

4. 学习心得

李老在整整 3 年的正规稳定与竞争有序的学习中，完成了突出中西医药基础知识与实地操作相结合、传统中医药学与西医药学相结合、理论知识与临床实践相结合的学习。

这段时间，李老通过发奋与不懈地努力学习，为自己一生的医学生涯奠定了扎实而良好的基础，为日后继承和发扬祖国医学遗产、创新和发展中医药事业，创造了坚实而有利的条件。

5. 不测风云

正当大家学习兴趣浓厚、进步飞速、收获很大的关键时刻，李老的严父、他们的好老师、深受广大民众欢迎的好医生、丰都县一代名老中医、县卫生先进工作者李济春先生因病医治无效，于 1957 年 12 月 5 日病逝，享年 60 岁。这样的噩耗，不仅给当地中医药事业和广大民众带来了极大的损失，更直接地给当时年仅 16 岁的李老带来了莫大的悲伤与不幸。

在这样困难与悲痛的情况下，是当地政府、县卫生科和李老的姨伯父刘玉生老先生给了李老莫大的帮助与支持。

（二）第二次拜师

经李老申请，当地政府、县卫生科介绍，于 1958 年元月，李老和师兄刘德金一道去城关镇联合诊所（丰都县中医院前生），向姨伯父刘玉生老师拜师学习，订立师徒合同报给县卫生科备案。

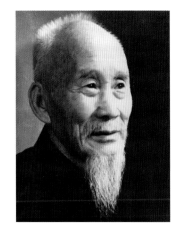

▲ 刘玉生老师

刘玉生老师与李老父亲是姨表弟兄，同乡人。刘老在新中国成立前一直行医济世，新中国成立后工作在丰都县城关镇联合诊所，20 世纪 50 年代被评为丰都县十大名老中医。由于刘老精通《伤寒论》《金匮要略》，所以在带教李老他们的半年里，"伤寒论类方一、伤寒论类方二"，就是给李老他们授课讲解的主要教材。李老他们门诊上跟师学把脉，听讲解，学诊断，抄处方，扎针灸，搞治疗，接骨损，上夹板。在中药房轮流转，抓称药，搞炮制；在住院部，查病房，写病历，开处方。就这样一直既紧张又有序地学习到 1958 年的 6 月底，李老和刘德金接县卫生科通知，去县人民医院接秦湘泉老师至双路医院工作。

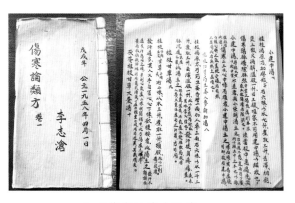

▲ 《伤寒论类方》卷一

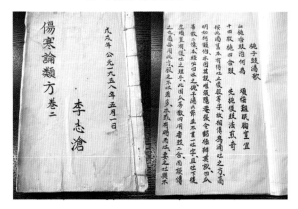

▲ 《伤寒论类方》卷二

（三）第三次拜师

当时丰都县南岸的双路、包鸾、崇实、茶元、栗子等区乡，是偏远山区，贫穷落后，医疗技术缺乏，所以县卫生科就作出了充实南岸技术力量、培养传承后继接班人员的决定，

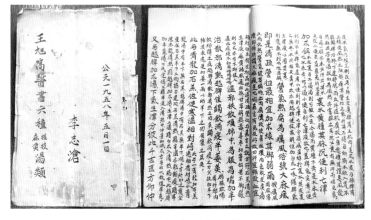

▲《王旭高医书六种》

调李老和刘德金去双路医院继续跟秦湘泉老师学习。

秦湘泉老师，丰都县虎威区人。新中国成立前，毕业于成都国医学院（成都中医药大学前身），新中国成立后调丰都县人民医院中医科工作。20 世纪 50 年代被评为丰都县十大名老中医。

1958 年 6 月，在领导的安排下，李老他们这批中医学徒拜秦湘泉老师为师，并订立师徒合同报上级备案。由于秦老师是成都国医学院毕业，学院派和时方派相结合，善于讲解，所以在带教李老他们近半年的时间里，突出以时方派的温病学和《王旭高医书六种》为教材，临床更注重运用针灸治疗各种疾病。这为李老他们日后的针灸功底打下

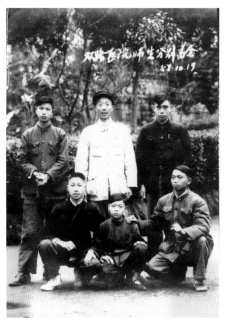

▲ 李老与秦湘泉老师及师兄弟合影

了坚实的基础。同年 10 月 19 日,接县里通知,调秦老师去成都中医学院(现为成都中医药大学)工作(在全国针灸师资训练班任教)。李老他们 5 人,依依不舍地送秦老师到县城后,当晚在县人民医院宿舍里,秦老师为李老他们讲解了《中医气机临床运用》这么宝贵难得的最后一课。

从此在结束了丰都县三位十大名老中医、三位启蒙老师的谆谆教诲、传道授业、苦心带教,整整 4 年的学徒历程后,李老他们走上了独立实践、独自操作、大胆临床的实习岗位。

二、开始临床,服务基层(1959—1976年)

1958 年底,李老和刘德金受命,去丰都县钟镇沟铁厂卫生所报到。后又调李老去分厂老挖水铁厂。在那人山人海、伤患如毛的环境里,李老耳听了患者的呻吟,目睹了伤病的痛苦,他勤奋努力地工作,踏实不懈地苦干,将整整四年所学的基础知识、急救处理、止血包扎、清创缝合、治疗骨伤筋伤、注射换药、针灸等等,全都派上了用场。分厂卫生所 30 多名医生,唯李老是最年轻的一个。1959 年 2 月,李老又调到安宁钢铁厂去工作。

(一)工厂实践

1. 安宁概况

整个涪陵地区,在丰都县安宁建立两座洋高炉炼铁。全厂 5000 人左右,半机械化生产,并纳入国家计划,正式转为"地方国营丰都县安宁钢铁厂"。在各项工作逐渐走上正轨的情况下,厂里组建了职工医院,有医护工作人员 50 余人,设床位 50 张。李老当时就在这样的小型医院中工作。

2. 毕业考试

1960 年 11 月,接县卫生科通知:全国各地要对在新中国成立后即 20

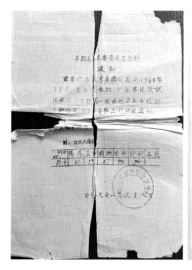

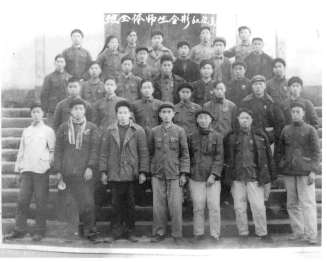

▲ 李老中医考试成绩单　　　　▲ 20 世纪 50 年代丰都县中医正规学徒合影

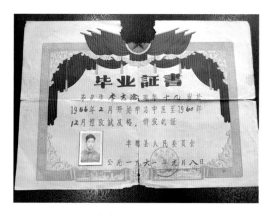

▲ 李老中医毕业证书

世纪 50 年代招收的中医学徒进行统一毕业考试。丰都全县通知集中的正规学徒 30 人左右，考试科目有 5 科：中药学、方剂学、诊断学、伤寒论、温病学。考试结果全县仅有 13 人合格，李老是全县年龄最小的，仅 19 岁，而且整整学满 6 年，考试平均成绩为 86 分，以全县第 2 名的优异成绩毕业，正式获得了中医师资格。

3. 获得信任

由于李老十分好学，加之年代和环境所迫，他格外发奋，倍加努力。在学徒和实习的那几年里，每日天刚亮，李老就在郊外的山头，清静草地，背读药性，背诵汤头，熟记脉诀。至今古稀之年，儿时所学之得还能倒背如流。在临床上，李老将自己多年勤奋苦学、笃厚扎实的基础知识，胆大心细地运用于临床。李老之前学习实践过的常见伤病治疗、创口止血、骨伤筋伤、急救处理、针灸推拿、缝合包扎等技术在这里派上了用场。李老牢记祖训，厚道为人，真诚善良，谦虚谨慎，认真负责，踏实肯干，不辞劳苦。这样一位不满 20 岁的年轻医生，不到 1 年的时间，就得到了全厂上下广大干部群众的一致信赖与好评。

4. 勇担重任

李老所在的职工医院，在那个艰苦年代，各方面条件十分简陋，没有什么医疗设备，最简单的化验检查都没有。西医技术力量更加薄弱，重庆医士学校及中专毕业的医护人员仅有 3 名，其余都是从基层抽调留下来以中医为主的医生。厂里调来的院长不管业务，在医院主管主抓政治思想、后勤财务、患者及职工生活等。整个医院的业务管理、业务会议、业务重担全落在李老身上。更重要的是，围绕两座洋高炉正规生产的炉前高温作业的工人，在炉后上料备料，最易发生煤气中毒，再加上动力车间突发事故等等，千余人的生命如发生危险需要及时救治。李老技术全面，基本功强，疗效显著，他日夜坚守在炉前急救室，随时出现在抢救现场。这样一干就是 3 年多，把自己的青春年华全部奉献给了医学事业。

由于我国经过了三年困难时期，国民经济确定了全面"调整、巩固、充实、提高"的大政方针，于 1962 年的 4 月，地方国营丰都安宁钢铁厂宣布撤厂停办。这时李老由县工交部还到县卫生科另行分配工作。

5. 农村锻炼

1962 年 5 月，县卫生科调李老去兴义镇，并任命李老为公社医院院长。当时是兴义、大池两乡合并的一个大公社。下面地处长江南岸，上面直到 30 公里外尖山子高山，是全县贫穷落后、外逃灾民最多的一个公社。李老去报到时，正是县委工作组一行 16 人住重灾区进行扶贫调整之时。整个公社都是一个"烂摊子"，公社医院就更不用说了。医院有医护人员 38 人，各大队临时医院里还有 44 人，医院由一位退伍军人临时负责，他在李老报到前就已离开医院。医院里没有一位正规学历和正规职称的医生，只有 3 名 60 岁的老中医，有 8 名新中国成立前带出的中医学徒和 1 名曾在部队干过的军医，其余都是护理后勤人员、中医学徒。院内没有食堂，到吃饭时，自行解决，李老报到的前 3 天，向公社党委李应方书记汇报后，得到的答复是暂时在食店解决。医院的中西药房、库房、各大队的药品，均无专人负责、专人保管、专人领取。医院经济收支，由一位白姓的护理员每天将收入的钱和处方放在抽屉里，需买什么从里面拿，月底把钱、处方、开支清起来，是多少就作多少。医院内每天除二三个医护人员上班外，大部分医生背着药箱，去乡下寻找填饱肚子的地方去了。这样灾荒的年代，这样涣散的人心，这样混乱的状况，根本就无法去谈医院管理、医疗质量、医疗安全、医疗服务了。面对如此艰难复杂的局面，作为一位 20 岁年轻医生，李老正当青春年少、风华正茂，有着初生牛犊不怕虎的精神，通过 3 天的时间了解基本情况后，他毫不畏缩地采取了以下措施。

（1）坚决依靠当地党委和各级政府的支持。首先李老将他见到的和医院存在的所有问题向党委作了详细全面的汇报，党委领导同志指示李老尽快拿出医院的整改方案和详细措施，并要求将所报材料尽快报党委审批。2 天之内李老上报了以下 5 条：①配合县委工作组正在处理公社分家事宜，做好医院人员、药品、资金、财产等分院调整处理。②组织人员做好对全院药品、资金、财产的全面清点盘存。③明确医院经调整后去留人员的分工职责。④建立健全医院各项规章制度。⑤切实抓好医院的医疗质量、医疗安全、医疗服务等。以上 5 条经党委会审阅后，少数地方作了修改，第 2 天批示就下来了。

（2）紧紧依靠群众，调动广大职工的积极性。李老以学生的姿态，谦和低调地对医院骨干人员关于重要岗位进行了交流沟通，做到集思广益，倾听广大职工意见。公社党委批示下来后，他召开全院职工大会进行了宣布传达。渐渐地大家从起初怀疑到后来佩服这位年轻院长的能力了。从此大家各司其责，认真地干好自己本职工作，为治理和发展医院做出贡献。

（3）坚持政治思想和业务理论学习制度。每日清晨 6 点，李老按时打铃起床，主动带头，大家一道打扫院内外卫生。半小时后，集中政治、时事或业务理论基础 1 小时的学习。各乡镇都是 3 天赶集，每逢赶集前一天的晚上，集中大家政治或业务学习 2 小时。20 世纪 60 年代没有电灯，李老晚上在煤油灯下，还坚持自学。他每月定期培训基层卫生人员 1 次。

（4）坚持以身作则，大胆实干苦干。①将医院年轻医生分片负责，开展巡回医疗，送医送药下乡，方便群众就医就药的活动。②李老以身作则，积极主动，急救抢救、预防服药、预防接种、深夜出诊、风雨下乡、远行出诊等医疗活动都争先在前。③自力更生，改造医院。由于医院仅有土房 300 平方米，为解决群众就医之需，通过职工大会讨论，报公社批准，决定新修土瓦房 200 平方米。全院职工都参与进来，连医生也要上山运木料、担土瓦等，通过大家的共同努力，在较短时间内，仅花少量的钱，就改造了医院的就医环境。

在党委和各级政府的正确领导下，在广大职工不懈地共同努力下，医院由一个比较落后的"烂摊子"，彻底转变成为一个上级领导信任、广大群众欢迎的好医院，并多次被区、县政府评为"先进医院"。特别是医院在传统中医药方面的医疗质量、中药加工、中药炮制、草药采集等方面得到了县卫生科的通报表彰和大会表扬。医院呈现出一片朝气勃勃的繁荣景象。

然而"文化大革命"的到来，对李老他们这代人是重大的考验，在这样错综复杂、极其关键的年代，李老作出了如下选择。

（1）顺应历史潮流，认清形势，决不参与政治权力的争斗。无论任何时候，任何地方，任何环境，任何场合，任何处境，都把自己摆在一个适当的位置。

（2）自始自终，坚守自己本职，时时处处以医生的救死扶伤、治病救人为宗旨，坚持巡回医疗，送医送药上门，方便群众就医，多做好事。

（3）在此期间，李老被抽调到针灸医疗队，去丰都县高镇区治疗聋哑病患者。在那短短 3 个月的时间里，李老凭借学徒时打下的针灸扎实的基本功，又有 10 多年基层临床工作经验，带领一批刚从中医学院和涪陵卫校毕业出来的医生们一起努力工作，取得了一些成绩。首先是打开哑门穴禁区。二是对一部分先天性聋哑病患者的治疗，恢复了他们部分听力，并能发较短语言的声音。三是使一些后天所致单纯性耳聋的患者恢复了部分听力。这段时间取得了一些好的成绩，得到了各级领导和广大群众的欢迎和好评。

（4）1969年，全国卫生行业，为学习贯彻落实毛主席提出的"六二六"指示"把卫生工作的重点放到农村去"的伟大号召，全国各地掀起了"一根针、一把草"运动。全民学针灸，大家采草药。当时李老的工作地点是老家双路区。他被抽去培训全区每个大队推荐的一名基层卫生骨干人员。当时李老主讲针灸。在培训过程中，当地赤脚医生带来几个典型病例，课堂操作，课堂实践。第1例是牙痛5天的病例，课堂上，一针见效立即止痛。第2例是因患者小时候使用链霉素所致耳聋13年后遗症的病例，经课堂连扎3次即恢复部分听力。第3例是小时高热服药致聋20余年的患者，连扎4次即恢复部分听力。如此针灸妙术，不但提高了广大基层卫生人员的技能水平和热情，更主要的是把当地学习贯彻落实毛主席的"六二六"指示，开展"一根针、一把草"运动推向了一个新的高潮。

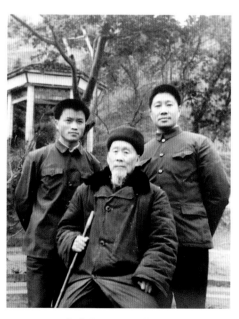

▲ 李老与刘玉生老师合影

（5）躲避参与一些活动，决不放松自己的学业。李老在此期间忙里求闲，刻苦学习，不断成长，得益匪浅。当时年过八旬的刘玉生老先生首先提出，制定一个攻读中医经典的5年计划。日程安排是：第一年读《伤寒论》，第二年读《金匮要略》，第三年读《内经》，第四年读《难经》，第五年读《中医正骨术》。李老和师弟他们白天要上班，所以安排在每天晚上7—10点3个小时的统一学习。由恩师一句、一节、一章结合他60多年临床经验进行讲解。数九寒冬，三师徒围着火炉取暖，炎夏酷暑李老他们摇着大蒲扇散热。每周必须坚持 5 个晚上的学习。逢星期天休息，李老和师弟带上书本和干粮又去名山上的二仙楼或名山自来水池旁后面幽静之地复习和讨论。恩师含辛茹苦地谆谆教诲，李老他们专心致志地毫不懈怠。如此寒暑五载，耕读不辍，总算完成了刘玉生他老人家精心培育优秀后生的心愿。李老他们由此打下了坚实的中医理论基础，受益匪浅，终生难忘。

6. 街道码头

1972 年应广大群众的要求和骨科专业的需要，李老被调到县搬装运输公司工作。由于县城不大，不到一个平方公里，人口仅有 5 万人左右。在不到 2 年的时间里，李老用他传统中医正骨术、中医内科等知识，对街道市民各种疾苦、码头工人的急性损伤、慢性劳损等病症进行了治疗，初步得到了大家的认可。

1973 年李老被派去重庆市第二中医院（现为重庆市中医院）进修骨科 1 年，医院指派由重庆著名骨科专家、重庆武术家协会副主席杨国忠老师带教。由于李老求学心诚，尊师重道，杨老师将他擅长的武医结合的正骨手法、跌打损伤的治伤接骨经验以及院内骨伤、外伤临床运用的有效方药和武术心得一一传授，使李老在骨科、武术领域里得到了很大的提高。

在此期间，李老完成了自己结婚生子的人生大事。1965 年已进入 25 岁的李老，在一些如周端庄、杨文清、唐世华等亲朋好友的帮助支持下，春节期间在丰都县城东方红街茶庄楼上（杨文清借的房子）和余涛鸣结婚了。李老的夫人工作在糖果厂，他们居住的房间不到 20 平方米，一张床和书桌组成了这样一个十分简陋的小家。1966 年春节期间，李老的大儿子出生了，取名李伟。1968 年 6 月 27 日李老的女儿李洁出生了。1974 年的 4 月 27 日李老的小儿子李朝阳出生了。当时李老每月工资 45 元，余涛鸣 22 元，全家上有老母亲，下有 3 个子女，从此就担起了组织家庭养儿育女的重任。

然而不幸的是，1977 年李老的大儿子因意外去世了。李老的大儿子李伟,由于身材、长相、声音、武术基本功等优越条件,被丰都川剧团召为学生,这批学生集中在白沙沱晏圆学习。1977年的6月16日,此时正值长江发洪水之际,学生们下河去游泳意外溺水,几个学生中,唯李老的儿子未抢救回来。全家万分悲痛,李老70多岁的老母亲从此双目失明。李老在遭遇了丧子残母的重大打击之后,忍受着常人难以忍受的痛苦。为了继承和发扬祖国医学遗产,为了李氏传统中医正骨术的发扬光大,为了中医药事业,为了其他子女的健康成长,李老以坚韧不拔的毅力、顽强不屈的精神,走出了这极为痛苦的一步。

三、走上成熟,进修提升(1977—1983年)

(一)调县医院组建中医正骨科

中医正骨术长期流传在民间,都各承家学,固守点滴,所掌握的技术程度各异。因此在治疗骨折损伤过程中,出现了不少问题,乃至造成残废者较多。更为主要的是,这些民间骨科行医者有些既无学历,更无职称,更有甚者连实际的工作能力也没有。鉴于此,当地政府县卫生行政主管部门,为了行业规范化,为了传统中医正骨专科事业发展,更为了当地群众的健康,于1977年秋,县卫生局决定把李氏传统中医正骨术的第四代传人李志沧调进县人民医院组建中医正骨科。

丰都县人民医院,是全县医疗卫生事业的中心。技术实力、人才队伍、医疗器械、设备设施等都是全县一流的。自中医正骨科建立以来,李老他们以不开刀、痛苦小、花钱少、骨折损伤愈合快、功能恢复好等显著优势,赢得了广大伤患者的高度信赖与好评。正骨科仅医生2人,每天诊疗人次均在100—120人次,业务收入量占全院门诊量的1/5。更为重要的是,李老他们的医疗质量、服务态度、医德医风,对全院的医务人员都产生了重大影响,改变了广大群众对丰都县人民医院的不良印象,对县医院的建设和发展起到了积极的推动作用。

（二）参加全国统一考试录取为中医师

1978 年，党的十一届三中全会胜利召开，确定了以改革开放统揽全局，以经济建设为中心，全力建设有中国特色的社会主义。国家对中医药事业人才的发展，采取在全国范围内进行统一考试，录取中医药师的政策。当时，四川省经考试录取了 800 名医师，涪陵地区录取

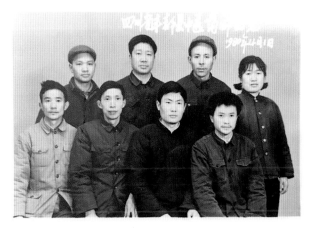

▲ 1980 年丰都县中医药师合影

了 36 名，丰都县录取了 8 名。李老是涪陵地区唯一的一名中医骨科医师。

（三）第2次外出成都，进修学习正骨

经县卫生局和县医院的安排，决定送李老去成都体育学院进修学习。于 1980 年 2 月，李老带着 6 岁的儿子李朝阳去上学，来到成都，参加全国中西医结合骨科进修班学习 1 年，成都市中医药学会举办的首届中医骨科训练班学习半年。这两个班都是在全国武协主席，全国著名的骨科专家、武术专家、运动医学创始人郑怀贤教授主持下进行的。经课堂上全面系统的理论与临床实践的学习，中西医结合骨科与武医结合骨科的学习，运动医学与按摩推拿的学习，李老的专业技术得到全面的提升。更为重要的是，李老带着自己 20 余年来的不惑难题，求学若渴，专心致志地学习。他遍访名医，苦撰深专地撰写学习心得、课堂笔记达 50 余万字，整理和书写的提纲题解 20 余万字。更为难得的是，李老获得了郑怀贤老师亲自赠送的精心总结的秘法秘集。这些珍贵至宝，为李老在骨科领域里，打下

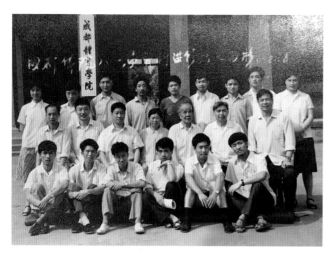

▲ 1980 年成都体育学院进修合影

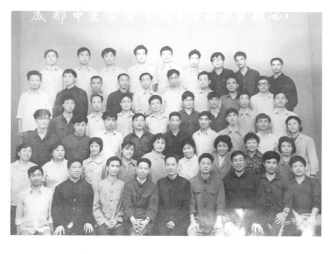

▲ 1981 年成都中医学会首届骨伤科学习班合影

了更加牢固、更为系统、更加全面、更加坚实的学识与基础。在两个班课堂理论学习外，难得的是每周一、三下午跟随郑老师上专家门诊，得到老师的亲自指点、面传面授、临床实践的机会。例如：鸭毛导入法治疗老年虚弱型习惯性下颌关节脱位；推拉送手法治疗肩关节各型脱位；舒活酒的配制方法及作用原理；跌霜丸的加工炮制及主治功效；运动创伤的防治及郑氏按摩推拿重要手法等等。这些都是郑老师在科室一一指点，手把手教授的。难能可贵的是，这些实践经验，从理论上既无教材记载，临床上更无成例报道，是宝贵的学习资料。这些实践经验，李老在日后大量的临床工作中，屡试屡验，屡用屡效。

1981 年底，李老以优异的成绩结业，结束了在成都两个骨科班的学习，怀着丰收喜悦的心情，满载而归。回到丰都县人民医院后，李老更以满腔的热情迎接日夜繁忙的临床工作。

（四）参加全国医古文函授班学习

1982 年春，李老参加了由中国中医研究院（现为中国中医科学院）主办，全国著名医古文专家主持的全国医古文函授学习班。丰都县以及涪陵地区仅李老一人参加学习。医古文是一门文字深奥、难读、难记、苦涩、难啃的硬骨头学科。为了探索传统中医学真谛，打开中医学奥秘，深钻中医学精华，哪怕白天上班像机器人一样不停歇，晚间还要处理来自全城突发的骨折损伤，李老也没有放弃这次医古文函授学习班。在学校按时邮来的教材和辅助资料的指导下，李老熬更守夜地一字、一句、一课进行苦读深钻，毫不懈怠。功夫不负有心人，经过两年孜孜不倦艰苦努力地学习，于 1983 年冬，在全国统一函授考试中，李老以良好的成绩结业，圆满地完成了这项重大学业。

（五）黄金年代，隆盛时期

党的十一届三中全会以来，制定以经济建设为中心的总方针，以大力改革开放为动力的总政策，全国各族人民无不欢欣鼓舞，广大人民群众的积极性充分调动起来了。随着工农业生产不断地向前发展，机械化程度的不断提高，国家不断投入特大项目，基础建设大量兴起，交通运输行业迅速发展，致使交通事故持续增多。另外，随着中国老龄化时代的到来，各种因老龄化导致的劳损性退行性病变不断增加，原有的正骨小科永远不能满足广大伤患者的需求。这给李老带来了极大的挑战，同时也给李老的事业发展带来了良好的机遇。当年刚从而立之年进入到不惑之年的李老，风华正茂，年富力强，每天带着助手以及学校来的实习生和区乡医院的进修生，从诊断到手法整复复位、小夹板固定包扎，用药治疗处理总计不下 120 人次，占每日全院门诊量的五分之一。在这忙碌工作中，每天有大量的临床患者，接触不同的病例病种，李老正好将四代祖传的传统中医正骨术、自身 20 多年来长期从事基层临床实践的经验及多次外出求学所集各家之长熔于一炉，在临床中大显身手，并利用晚间的时间，重点在骨科领域里，不停地学习，不断地收集整理病例，不断地撰写提高业务能力。

四、砥砺奋进，不忘初心（1984—1988年）

（一）组建丰都县中医院

1. 中医院状况

1983 年，在振兴中医、振兴中华的号召下，每个县以上都要组建一所中医院和特色中医专科医院。丰都县中医院就是在这种背景下建立的。当时县人民政府决定，将原城关镇卫生院，改造扩建为丰都县中医院，又将丰都县人民医院的中医骨科调到中医院。1984 年初，李老被县卫生局以业务骨干调入中医院，组建中医骨科，任门诊部主任和工会主席。当时的中医院，全院仅有职工 75 人，设床位 50 张。各方条件十分简陋，技术力量十分薄弱，设备设施基本没有，仅有一台 100 毫安陈旧的 X 光机和常规的化验检查。

2. 提升中医院的基本素质

中医骨科每天诊治在 100 人次以上，占三分之一的业务量。除了正常的门诊外，李老还每天带着助手和一批学生忙碌于医院的事务，即规范和建立健全门诊部的各项规章制度：按时作息制度，朝会制度；每周政治业务学习制度、医疗质量、医疗安全、医疗服务、医疗管理制度等等。这些制度不断地提高了医院职工的思想素质、基本知识、业务能力等。另外，中医院以工会的名义，组建了篮球队、羽毛球队、乒乓球队、爬山运动队、游泳运动队等，利用周末和节假日的时间参加县体委主办的各种比赛活动，随时活跃在全民健身运动中。通过全院广大职工的共同努力，丰都县中医院的形象和声誉得到了大大的提升。

3. 组建和参加各级学术组织，积极参与各级学术活动

在振兴中医的一片大好形势下，在各级政府部门的领导下，全国各级学术组织、中医药学会和各专科分会、学术团体等，相继成立。李老首先参与组建丰都县中医药分会，他是理事之一。接下来参加涪陵地区中医药学会、四川省中医药学会骨科分会，李老是代表涪陵地区的唯一骨科分会委员。又参加了中国传统医学手法研究会、中国风湿类专业委员会、中华中医药学会等学术组织。在各级学术组织的促进下，李老利用长期大量临床实践的机会，不断总结，不断撰写学术论文，后成功发表在各级专业杂志和学术大会上，得到了同行的赞赏和借鉴。

4. 以各种方式培养大量中医后继人才

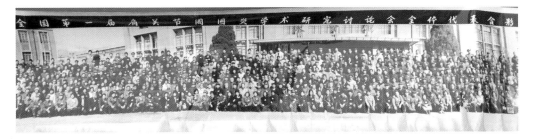

▲　全国第一届肩关节周围炎学术研究讨论会全体代表合影

李老所在医院随时接纳区乡医院选送来中医院进修和中医骨科专业的医生，并为涪陵卫校培养带教实习生。李老以培训老师的身份参加由丰都县原卫生局、中医药学会举办的中医骨科训练班，学生共70余人。李老以课堂理论授课与科室临床实习相结合，为这些学生传道受业解惑。另外，李老还为外地周边区县如万县、忠县、石柱、涪陵、垫江等地区培养进修生。

（二）振兴中医医院，获评中医先进个人

丰都县中医院自建立以来，在李老的带领下，突出中医专科特色，打

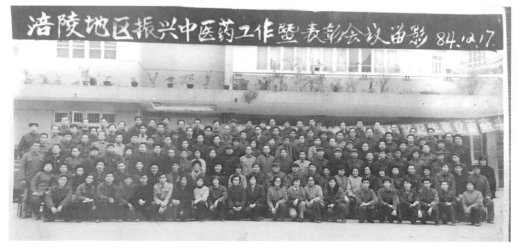

▲ 涪陵地区振兴中医药工作暨表彰会议留影

造专科特色品牌，重点发展李氏传统中医正骨，以中医正骨科为龙头，带动针灸专科、疼痛专科、康复理疗专科、推拿按摩专科、中医内科等专科特色，不断地深入人心，深受广大伤患者的高度信赖与好评。由此逐渐打开至整个川东地区和长江流域上自重庆、下至万州等区市县的医疗专科服务市场。每天都有不少外地疑难重危骨科病患者，专程前来丰都县中医院求诊李氏中医正骨科。李老带领的中医正骨科把不少其他医院认定的需开刀、需截肢的伤残患者从终身残疾和死亡的边缘挽救回来，获得新生。这大大促进了丰都县中医院中医药事业的发展。

经过2年的求实苦干，奋发努力，丰都县中医院被涪陵专区评选为振兴中医先进医院，李志沧被评为振兴中医先进个人。

（三）再次外出去上海，遍访名医吸取精华

1. 上海进修展露锋芒

19世纪上半叶，上海一代中医正骨宗师：石筱山、石幼山，红遍了整个江浙及上海地区。新中国成立后至20世纪80年代，石氏学派的传人，在上海中医学院（现为上海中医药大学）工作的专家教授郑效文、陆品兰、

李国衡、沈德华等都已年过半百。因此于 1985 年初，上海中医学院受原卫生部的指令，在上海举办全国中医骨科高级训练班，为期半年。在学习班上，由李国衡教授主讲石氏学派的正骨手法及骨错缝筋出槽理论探讨与治疗方法，突出㨰法和㨰推法在按摩推拿中的临床运用。陆品兰教授主讲石氏学派使用的大量方药，如三色敷药等的临床功效及炮制使用方法。

当时李老受地县两级卫生局的派遣，前往上海中医学院（现为上海中医药大学），上半年参加这个全国中医骨科高级训练班理论学习，下半年去上海中医学院附属岳阳医院临床进修。因岳阳医院是上海中医骨科的重点医院，技术实力雄厚，设备条件一流，骨科的病种病例极多。每周一由上海中医学院一级教授郑效文老师主持重危病例讨论，重点查房一次。郑效文老师是一级教授，中西医结合主任医师，也是抗美援朝赴朝医疗手术大队的大队长。郑老师经验丰富，为人谦和，趁着这种极佳的机会，李老主动争取加入重危病患者的管理中，主动参与重点患者的查房，主动争取参与郑老师主持的重危病案讨论大会。但由于大医院等级制度很严，郑教授每周一上午进行重危病例查房，后面跟着的一行人都是医院业务院长、大病区骨科主任、副主任、主任医师、副主任医师、主治医师、主管医师等等。李老他们根本无法靠近，只能在他们查完房后，抓紧时机，再度对患者的病因、病机、脉象、舌苔、体征、症状、骨折程度、治疗经过等作详细深入的了解。有一次，当郑教授正在对 1 例车祸碾压致骨盆多发、粉碎性骨折、合并高热 8 天持续不解，而感烦心的讨论大会上，即将总结前的 1 分钟，李老抓住时机举起了手。郑教授很惊讶："啊，四川医生要发言吗？请讲。"李老有条不紊地将他查房时所收集的第一手资料，用中医整体观和辨证论治的方法，一一作了讲述，更阐明了目前此病的关键所在，不仅是痞满躁实坚俱全的阳明腑实证，还有伤者因骨盆多发粉碎性骨折导致的盆腔、腹部大量的积瘀、积热、积气多种病理变化产物的综合重症。幸运的是，患者是一位 30 来岁年轻力壮的拖拉机手，凭着年轻支撑到现在。当李老谈到运用中医治疗法则"开鬼门，洁净腑"时，郑教授说："请您再解释一遍。"当李老讲到治疗方药运用桃仁承气汤时，郑老师又提出质疑说:"我们主管医生不是用过 3 剂了吗?"李老说:"虽然用过,但是剂量轻,每味药均在 10g 以内,药不专,力不猛,药量轻,不能凑其效。对此重症险症,必须使用加人剂量的加味桃仁承气汤。"听到此,郑教授立即指示大病区侯占魁主任:"此患者马上交给四川医生处理。"李老立即在病历上下了医嘱,开了大剂量的加味桃仁承气汤:桃仁 30g、当归尾 30g、川芎 30g、厚朴 30g、枳实 30g、酒军 30g、芒硝 30g,1 剂。并将每味药的药性、主症及加味大剂组合后的功能效果,向郑教授和侯主任作了汇报。患者服药 3 次,当晚即解出大量热烫臭黑棕色大便 2 次。瘀血燥便的排出,使腑气得通,肺气则降,热自平也,1 剂而中。次日上午查房,患者呼呼大睡。接下来,按中医早、中、晚三期辨证内外用药原则。治疗月余,患者治愈出院。

第 2 个病例是:一位 52 岁女性,右膝髌骨骨折 3 天。伤后即住进某医院,伤者及家属不愿手术,经再三做工作才转到岳阳医院来。入院经主管医生检查后建议:你这类髌骨骨折,做个切开钢丝穿针内固定小手术就行了。患者听后坚决反对,说:我转到你们医院来就是不想开刀。主管医生在无奈的情况下,只好给患者进行了手法复位,用抱膝圈固定。3 天后经拍摄 X 线片骨位与整复前对比无异,包膝圈固定不了。患者及家属不依,找到侯主任,侯主任立即找李老和主管医生一道,用上下抱挤手法重新整复复位,过伸板"井"字加"8"字缠绕向心包扎固定。固定后立即拍摄 X 线片,髌骨对位对线良好,固定合理有效。继经复查,用药包扎固定 4 周,拍摄 X 线片,骨位好,已有初生骨痂生长。切除过伸板及"井"字固定,仍用"8"字缠绕向心包扎。加强积极适当功能锻炼 4 周,伤者治愈出院。

经过这 2 个病例的介入治疗,上海岳阳医院整个骨科大病区,乃至整个病区的伤患者,对李老的有效施治都刮目相看,传扬开来,见到四川医生都竖起大拇指。此后每当周一重病会诊、病案讨论时,郑教授、侯主任都点名让李老发言。1985 年的中秋节,陆品兰主任还邀请李老去她家里做客。国庆节期间,侯占魁主任又邀请李老去他家做客。通过进一步地相互往来、相互交流、相互了解,岳阳医院的医生们对四川基层医院、基层医生有了新的认识，认为他们不但有扎实的中医基本功，更具有良好的医风医德。日后，李老无论是参加以郑教授为主的国内学术交流大会，还是与他们的信件往来上都受益匪浅。

2. 与上海美国万国医学研究中心的研究合作

上海市中医医院骨科研究室王绪辉主任，也任岳阳医院骨科大病区的副主任。他去美国攻读博士后，即回到上海组建了中医药研究中心。他是郑教授的得意学生之一。在那次随郑教授查房李老崭露头角的会议上，王绪辉主任也在其中，听见了李老的见解及治疗处理此危重患者的诊疗思路。1 周后，王绪辉主任来医院专门找李老谈话说明来意，一是聘请李老为上海美国万国医药研究中心研究人员，二是长期开展中医药研究的合作（回四川后以临床实验为主），三是想邀请李老参加 1985 年 12 月在北京举行的中国传统医学手法研究大会。大会时间正好是李老上海学习结束回四川的时间。李老与王主任相谈甚欢。李老回川后，开始了长达 5 年之久的信件往来和中医药项目的研究合作。如：开展了接骨丹的药理临床实验研究、跳骨丹的动物实验研究、对肌肉损伤修复的方药研究、风湿灵丹的药理临床实验研究等多个项目的研究。1988 年的 5 月，王绪辉主任还由上海美国万国医学研究中心抽调 2 名研究人员，专程前来四川丰都县中医院商谈与其研究合作事宜。后来，因种种原因，研究合作中断了，这真是一大遗憾，李老对此深感惋惜。

3. 第一次参加全国性学术大会

1985 年 12 月，李老圆满地结束了上海之行的进修学业，在回四川的途中与王绪辉主任一道去北京参加了中国传统医学手法研究大会。这次大会是规格较高的全国性学术大会，主办这次大会的是原中国中医研究院。参会代表来自全国各省市地县共 400 余人。大会宗旨是研究开发中国传统医学手法。大会的议程还安排了全国中医传统手法各大流派的交流活动，大会和分组进行手法交流表演。四川参会代表 12 名，李老以西南派的身份进行了手法表演，对肩周炎进行治疗得到了参会代表的赞赏。此次大

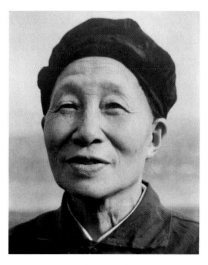

▲ 李老母亲廖永芝

会历时 4 天，李老会上观看了来自全国各地各大流派的传统中医手法经验交流，大开眼界，收获颇多。大会结束后，李老由北京回到四川，回到了丰都县中医院上班，第 2 年 5 月晋升为主治中医师。

在李老整天忙于业务和撰写的日子里，时间飞快地过去，直到 1988 年李老的两位至亲相继去世，给李老带来极大的痛苦和悲伤。一位是李老勤劳善良、大爱仁慈的好母亲。李老的母亲廖氏永芝，1907 年农历三月初三出生在丰都县双路镇乡下一个农家。19 世纪初叶，广大的乡村仍有着封建礼教的残余阴影，痛苦的小脚伴随了老人家一生。廖氏前半生更是饱经战乱、疾病饥荒、贫穷落后，就这样整整度过了半个世纪。1949 年以后，人民当家作主过上了好日子，不幸的是 1957 年李老的父亲又去世。李老的母亲忍着悲痛，带着子女艰难地度日。在极端困难的岁月里，是她支撑了李老的学业，哺育了李老的下一代，帮扶李老成功。后来又双目失明地度过晚年，1988 年 5 月，因病离世，享年 81 岁，安葬于双路镇上李老父亲的墓旁。

另一位至亲是李老的恩师姨伯父。李老的姨伯父刘玉生，丰都县双路镇人，出生于 1895 年，新中国成立前后一直行医在双路镇、兴义镇及丰都县城，一生济世活人，为民疗疾。1953 年参加城关镇联合诊所，20 世纪 50 年代被评为丰都县十大名老中医。他擅长四大经典，临床以擅用经方著名，对《伤寒论》《金匮要略》颇有研究。1957 年李老的父亲病重时，是他专程前往双路老家看望救治。当李老失去父亲、举目无助时，是他亲切关怀、接纳教导李老继承医业。当李老学业进入提升时，是他不顾八旬年迈，谆谆教诲，寒暑五度，苦授经典。在继承和发扬中医学遗产，振兴和发展中医事业上，是刘老先生让李老打下了坚实的基础。李老的好老师、大恩人，不幸于 1988 年 10 月因病去世，享年 93 岁。

五、涪陵创业，再上台阶（1989年至今）

（一）调离

丰都县属涪陵地区所辖，20世纪80年代初，全国在一片振兴中医、振兴中华的高潮中，丰都县中医院的李氏传统中医正骨术搞得有声有色，1984年被涪陵地区评为振兴中医先进医院和个人。但涪陵地区所在地的专区医院、中医院、县医院的中医骨科，甚至涪陵县中医院的骨科住院大楼都盖好了，却乏人乏术。此时，地区卫生局所在地的涪陵县中医院给丰都卫生局做工作，亲自找李老谈了几次话，想调李老去地区所在地的涪陵县中医院，把传统中医正骨术开展起来。但丰都县卫生局回绝了地区卫生局的商调。此时，地委老干部局由于相继组建老干部休养所、老年大学和老干部活动中心，急需要一位既能为老干部重大伤病治疗有经验的好医生，又能给老年大学上中医保健课的好老师。这时涪陵地委组织部罗时恕部长选中了李老。因他在丰都任县委书记8年多，对李老的基本情况特别是对李老的传统中医正骨术十分了解。鉴于此，于1989年9月，地委领导决定调李老，由组织部给丰都发调令，并出面办理调离手续。

（二）初来涪陵

涪陵所辖四县一市。市区人口40余万人。几所大医院，均缺乏中医骨科，所以组织上派李老去涪陵主攻中医骨科。李老报到后，主动给领导表明自己的心愿，说自己不适宜在单位搞一些行政勤杂事务的工作，还是想主攻中医骨科，往专业方向发展。领导采纳了李老的意见，在业务未开展起来前，让李老一边由老年大学向地区卫生局申报医务室，一边给地市两级2所老年大学上中医养生保健课。

授课对于李老来说，是一门新的课题。李老没有教学经验，必须重新学习，没有授课教材，自己得重新编写。好在李老有30多年的临床实践经验，更有学习中医经典著作、《内经》养生论和中医养生之道等的学习心得，再结合一些老年保健材料，编写出了以健康建设为中心的中医养生保健教材。李老一边编写，一边给地市2所老年大学、3个班的老同志讲授中医养生保健知识，受到了2所老年大学广大老同志和地市两级领导的欢迎和一致好评。

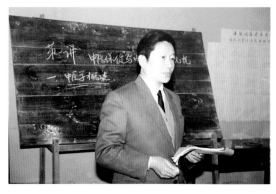

▲ 李老在老年大学讲课1

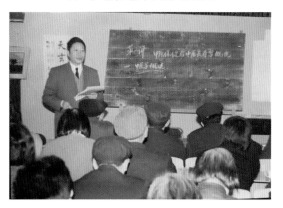

▲ 李老在老年大学讲课2

（三）涪陵创业

1. 涪陵地区老年大学医务室简介

1989年12月，经地区卫生局批准，正式成立了地区老年大学医务室。地址就在原地区老专署内，划给老年大学作教室，20世纪50年代曾修建过的陈旧不堪的大礼堂旁边。为了便于管理，为了业务工作的开展，经领导决定将医务室全权交给李老负责经营管理、业务运作，按期给老年大学交纳一定经费。当时的医务室，没有门面房屋，没有资金投入，没有任何药品器械设备、设施，仅有约六七十平方米，只有陈旧的偏角小楼和李老一个人。李老就凭一个人、一双手，谨守祖训，并以真诚善良的为人，厚道宽容的处事，勤奋努力的苦干，用扎实的基本功和过硬的李氏传统中医正骨术，在涪陵老专署内，这个极为简陋、条件极差的环境中开始了创业。

2. 艰辛创业

一个医生初到一个地方，人们需要一个漫长的时间去认识他。这个医生所从事的专业技术水平、医疗效果、医风医德、为人处事、能力大小，人们从不了解到了解，从不信任到信任，是要通过患者拿自己的生命安危、伤病伤痛，交付于医生，方能了解的。古人说得好："医药为用，乃生命所系。"然而，一个医生能正常施展才华、技术实力，至少有一处像样的场所，要么某医院某科室，要么有个宽敞的场地，给患者有一个方便就医之地。可是当时的老年大学医务室，却恰恰就在老专署的大礼堂旁，20 世纪 50 年代修建的砖瓦房，是一个早已破烂陈旧的偏角小楼，下雨天房内多处漏雨，大风天不敢开大门。现有诗为证："独竖一帜君唯奇，偏角小楼巧行医，济世疗疾显身手，神骨自然有魔力。"(《赞颂李志沧》，涪陵地区离休老干部、全国老有所为精英奖的获得者：王放。题于涪陵，1993 年 5 月）

老年大学医务室的成立，没有任何单位和个人资金投入。医生给人治病，李老用传统中医正骨术给人正骨，最基本所需的药酒、膏药、中药、夹板、牵引一切等等都是自力更生。就这样，全凭李老一个人、一双手的条件下，开始了艰苦创业，坚守这个阵地，一干就是 11 年。

（四）初显身手，从认识到了解

在给老年大学上课的过程中，这些老同志们知道李老是骨科医生，课余，来咨询中老年人常见的、多发的颈椎病、肩周炎、腰椎间盘突出症、老年膝关节病变、骨折损伤后遗症以及各种劳损性退行性病变等等问题，李老都进行了详细的解答。这些老同志们觉得这个医生给他们讲解得头头是道、一清二楚、明明白白，很是内行，很有功底，就慢慢认可了李老。于是这些老同志就在亲朋好友中、单位同事中一个一个宣传开来，而且有伤有病地就介绍前来医务室看病治疗。从此李老在医务室里，一天由一个患者、两个患者、三个患者，慢慢地多了起来。重要的是李老做到来一个治好一个，用疗效来说话，有些还成为朋友，由此愿意为李老宣传的人越来越多。

（五）晋升高级职称

1992年春天，李老由于自身的实力和资质，再加上李氏中医正骨术在涪陵大显身手，广大伤患者及领导的信任，新闻媒体的报道，涪陵地区职改办主动地给地委老干部局分配一名高级职称名额，经李老本人申请，报写各种表格和参评论文，报省职改办批准，通知去四川省高评委论文答辩，于1992年秋天，由省地职改办正式批准为高级技术职称，晋升为副主任中医师。

（六）创出品牌，显出特色

李志沧传统中医正骨术，以早期少损伤或不损伤更不能加重损伤为原则，用灵活巧妙的手法接骨，以合理有效的小夹板局部外固定，以祖传中医早、中、晚三期辨证内服外敷方药：如接骨丹、跳骨丹、活血化瘀酒、消肿止痛膏、接骨续筋膏、生肌长肉膏、雷火珠灸条等；以及李氏功能锻炼、三步九组练功方法等方法的临床运用，不断得到了广大伤患者的信赖与好评。特别是长年劳动在工农业生产的广大工人、农民的急性损伤、慢性累积性劳损，各种运动场上的跌仆伤损，意外交通事故的车祸撞击，中老年人的劳损退变，以及老年人多发的股骨颈、桡骨远端骨折等等。只要一提到骨科，患者就知道来找李志沧正骨术求治，经年累月口碑逐渐传开，上至涪陵、垫江、武隆、长寿，下至石柱、忠县、万州等区市县及整个川东地区，都有患者前来求诊。

第二章

学术思想

第一节

骨伤诊断八字诀

"李志沧传统中医正骨术"经过四代李氏传人的传承，加上李老自己多年的临床正骨经验，总结出骨伤病的诊断八字诀：即"望、问、触、辨、四诊合参"，具体内容现介绍如下。

望诊

通过望诊来进行全面观察，除了对全身的神色形态等进行全面的观察外，对损伤局部及其邻近部位必须特别认真观察。凡是重伤，先解开衣服，遍观伤之轻重，要求暴露足够的范围，通过望全身、望损伤、局部望舌苔色等方面，以初步确定损伤的部位、性质和轻重。

1. 望全身

望神色，首先察其神态色泽的变化。得神者昌，失神者亡，神的存亡关系着生死之根本，不可不加以重视，临床上根据患者的精神和色泽来判断损伤之轻重、病情之缓急。望形态是望肢体受伤的轻重、常规形态的改变。形态的改变多为骨折、关节脱位以及严重伤筋的表现。

2. 望局部

①望畸形。骨折或关节脱位后，肢体一般均有明

显的畸形。望畸形对于外伤的辨证是十分重要的。②望肿胀、瘀斑。人体的损伤多伤及气血，以致气滞血凝，瘀积不散，瘀血滞于肌表，则为肿胀瘀斑，故需要观察其肿胀的程度以及色泽的变化。③望创口。对开放性损伤须注意创口的大小、深浅、创缘是否整齐、创面污染程度、色泽鲜红还是紫色，以及出血多少等。如已感染，应注意创口是否畅通，脓液的气味及稀稠等情况。④望肢体功能。注意望肢体功能活动情况，如上肢能否上举、下肢能否行走等，再进一步检查关节能否屈伸旋转等。⑤望舌苔。观察舌质及苔色，虽然不能直接判断损伤的性质及部位，但心开窍于舌，舌为心之苗，又为脾肾之外候。它与各脏腑均有密切联系。辨舌质，可辨五脏之虚实；观舌苔，可察六淫之浅深。所以它能反映人体气血的盛衰、津液的盈亏、病情的进退、病邪的性质、病位的深浅以及伤后机体的变化。因此望舌是伤科辨证的重要部分。

问诊

为了获得正确的诊断，就得重视调查研究，详细分析病情的一切资料。包括详细询问患者的主诉病史，找出和抓住主要矛盾，才能进行正确治疗。问诊是伤科辨证的一个非常重要的环节。伤科的问诊除了应收集年龄、职业工种等一般情况，以及病史和诊断学中"十问"的内容外，必须重点询问以下几个方面。

1. 主诉

问患者主要症状及发病时间，主诉可以提示病变的性质和促进患者前来就医的原因。伤科患者的主诉主要有 3 个方面，即运动功能障碍、疼痛、畸形（包括错位、挛缩、肿物）。

2. 问伤势、问受伤的部位，受伤的过程是否晕厥，晕厥的时间以及醒来的过程和急救的措施等

3. 受伤的时间，问损伤的时间长短

如突然受伤为急性损伤，如逐渐形成属慢性劳损。

4. 受伤时的原因和体位

如跌仆、闪挫、扭转、坠落等，以及询问暴力的性质、方向和强度，损伤时患者当时所处的体位、情绪等。

5. 伤处

问损伤的部位和局部的各种症状，包括伤口情况、出血多少及活动对伤处所产生的影响等。

6. 疼痛

详细询问疼痛的起始日期、部位、性质、程度。应问其是剧痛、疼痛和麻木，疼痛是持续性或是间歇性，是加重或是减轻。疼痛的范围是在扩大、还是缩小或是局限固定不移，多发性或游走，有无放射痛，放射到何处。服止痛药后能否减轻。各种不同的动作（负重、咳嗽、喷嚏）对疼痛有何影响。与气候变化有无关系，休息及白昼、黑夜对疼痛程度有无改变等。

7. 受伤后肢体的功能

如有功能障碍，应问是受伤后立即发生的，或是过了一段时间以后才发生。一般骨折，脱位后活动功能多立即丧失，伤筋大多是过了一段时间症状随着肿胀而逐渐加重。

8. 过去史

问过去的疼痛可能与目前的损伤有关的内容，应详细询问结核史、外伤史、血液病、肿痛等。

9. 家庭及个人生活史

问家庭成员或经常接触的人，有无慢性传染性疾病，如结核等疾病。个人生活史方面，应着重职业的改变情况，以及家务劳动和个人嗜好等。

10. 医治经过及其他

询问医治经过和效果，以及目前存在的问题，以便全面掌握病情的变化，分析已作的处理是否妥当，从而决定应当采取何种治疗措施。

触诊

触摸法是伤科诊断方法中的重要方法之一。触摸者，用手细细地触摸其所伤之处，或骨折、骨断、骨摔、骨歪筋柔、筋歪、筋断、筋走。通过医者的手对损伤局部的认真触摸，可帮助了解损伤的性质，有无骨折脱位，以及骨折、脱位的移位方面等问题。在没有 X 线设备的情况下，依靠长期临床实践积累的经验。运用触摸亦能对许多损伤性疾病获得比较正确的诊断。触摸法的用途极为广泛，在伤科临床上的作用十分重要。

1. 触摸压痛点

根据压痛的部位、范围程度来鉴别损伤的性质种类。直接压痛可能是局部有骨折或伤筋。而间接压痛（如纵向叩击痛），常显示骨折存在，在长骨干完全骨折时，在骨折部多有环状压痛。骨折斜断时，压痛范围较横断为大。

2. 触摸畸形，触摸体表骨突变化

此种方法可以判断骨折和脱位的性质、位置、移位方向以及呈现重叠、成角或旋转畸形等情况。

3. 触摸皮肤温度

从局部皮肤冷热的程度，可以辨识是热证或寒证及了解患肢血运情况。热肿一般表示新伤或局位瘀热感染，冷肿表示寒性疾患，伤肢远端冰凉、麻木、动脉搏

动减弱或消失，则表示血运障碍。触摸肤温时，一般用手背测试最为合宜。

4. 触摸异常活动

在肢体除关节外出现了类似关节的活动，或关节原来不能活动的方向出现了活动，多见于骨折和韧带断裂。检查骨折患者时，不要主动寻找异常活动，以免增加患者的痛苦和加重局部的损伤。

5. 触摸弹性固定

脱位的关节常保持在特殊的畸形位置，在触摸时手中有弹力感，这是关节脱位特征之一。

6. 触摸肿块

首先应区别肿块的解剖层次，是骨性的或束性的，是在骨骼还是在肌腱、肌肉等组织中，还须触摸其大小、形态、硬度、边骨是否清楚，推之是否可以移动。

7. 多种方法结合

常用触摸、对比、叩击、旋转、屈伸等手法，临床运用中做到心中有数，以辨明损伤的局部情况。

辨证

伤科的辨证，就是通过望、问、触、辨四诊合参将所收集的临床资料作为依据，根据八纲进行分类，并以脏腑气血经络等理论为基础，再根据它们内在联系，加以综合分析，而作出诊断的过程。损伤的辨证方法：应根据病程不同阶段的分期辨证和不同证候的分型辨证等，在临床上这几种辨证方法往往要互相补充、互相合参，诊断才能臻于完善。在辨证时，既要求有整体观念，进行全面检查，还要结合李志沧传统中医正骨术的经验和特色进行细致检查。

对肌肉损伤修复的认识和治疗

　　肌肉损伤属中医伤筋的范畴，是工农业生产、各种基础建设、军事训练、体育运动、日常生活工作中的多发病，在伤科临床中最为常见。肌肉在人体内的分布极其广泛，有 600 余块大小不等的肌肉。它们靠着津液的温煦、血液的濡养而维持其生理功能。《灵枢》认为"肉为墙"，概括指出肌肉对筋骨及内脏的护卫作用。肌肉的另一作用是动力作用。肌肉的各种损伤，必然导致局部血脉损伤，气血阻滞积瘀肿胀，经脉由之不通，气血由之不调，脏腑由之不合，不通则为肿、为痛等证。治疗上要使肌肉修复，首先必须调治血脉，使其调和畅通、气血运行、经络得舒，肌肉得到气血的营养而修复。

一、生理基础

（一）肌肉与经脉、经筋的关系

　　经络是由经脉、络脉组成，在内连属脏腑，在外连属筋肉、皮肤，是运行全身气血、连接脏腑关节，沟通表里上下、内外的通络。《医学入门》说："经者路也，经之支脉旁出者为络。"这说明经脉是干，络脉是分支，经有路经之意，络有网络的意思。经脉大多循行于深部，络脉循行于较浅的部位，有的络脉还显现于体表。正如《灵枢·经脉》所说"经脉十二者，伏行于肌肉之间，深而不见。诸脉之浮而常见者，皆络脉也"。经脉有一定的循行路径，百脉则纵横交错，网络全身。把人体的所有脏腑、器官、孔窍以及皮肉筋骨等组织连结成一个统一的有机整体。经筋是十二经脉与筋肉和体表的连属部分。经络学说认为："人体的经筋是十二经脉之气结，聚散络于筋肉、关节的体系，是十二经脉附属部分，所以称十二经脉。"经筋有连接四肢百骸、主关节运动的作用。

（二）肌肉与脏腑的关系

《素问·痿论》说："脾主全身肌肉。"这是由于脾胃为气血生化之气。全身的肌肉，都需要依靠脾胃所运化的水谷精微来营养，才能发达丰满，臻于强壮。正如《素问·五脏生成篇》说："脾主运化水谷之精，以生养肌肉，故主肉。"因此人体肌肉壮实与否，与脾胃的运化功能有关。脾胃的运化功能障碍，失于运化，津液亏损，气血减弱，肌肉失养或肌肉中津液不能运输，变成水湿，都可导致肌肉病变。因此筋脉病变导致营卫不调，使肌肉出现麻痹不仁而发生肉痿。外伤失血、血瘀，导致局部气血津液布输受损，从而导致肉痿。

（三）肌肉、气血、津液的关系

气血津液是构成人体的基本物质，是脏腑经络等组织器官进行生理活动的物质基础。气是不断运动着的，是具有很强活力的精微物质。血基本上是指血液，津液是机体一切正常水液的总称。气具有推动温煦等作用，属阳。血和津液都为液态物质，具有营养滋润等作用，属阴。机体的脏腑经络等组织器官，进行生理活动所需要的能量，来源于气血津液，它们的生成和代谢，又依赖于脏腑经络等组织器官的正常生理活动。因此，无论在生理还是病理方面，气血津液和脏腑经络等组织器官之间，始终存在着互为因果的密切关系。

二、病因病机

（一）病因

在伤科疾病中，致病原因主要有外来暴力猛烈撞击、重物的挫压、不慎跌仆、强力扭转等，这些均可引起急性损伤。受伤后，筋肉或损或断，经络随之受伤。气血互阻，血肿形成，引起疼痛和功能障碍。急性损伤如不进行有效治疗，迁延日久，则瘀血凝结，局部组织可出现肿胀、粘连，以致伤处气血滞涩，血不荣筋，导致经络挛缩、疼痛、活动受限，变为慢性损伤。此外也可慢性积劳成伤，又称慢性劳损。肌肉损伤的病因除直接暴力、间接暴力和慢性劳损外，体质的强弱也是重要因素。《诸病源候论·腰背痛诸候》指出："肾主腰脚，劳损于肾，动伤经络，又为风冷所侵，气血击博，故腰痛也。"这说明某些腰腿痛既与劳损伤、动伤有关，也与肾虚有关。此外，肌肉损伤之后，局部气血击博，血运滞涩，风寒湿邪必然趁虚侵袭。如《医宗金鉴·正骨心法要旨》说："若素受风寒湿气，再遇跌仆损伤，瘀血凝结，肿大筋翻等。"这说明伤瘀挟痹，经络失于温煦，瘀血难化，肌肉则愈见僵凝柔弱，使损伤恢复缓慢，病程较长，转为慢性而不易好转。

（二）病机

致病因素的性质与患病机体的性质，发生一系列邪正抗争的过程。这个过程，即疾病发展与变化的机制。虽然千变万化，但基本上是邪正的盛衰，阴阳的平衡，升降出入的失调，以及气血经络脏腑的功能等病机变化的规律。除一般疾病发生的基本规律外，肌肉损伤的病机变化还有亡血耗气，气伤痛，形伤肿，外有所伤，内有所损，恶血归于肿，瘀血化热化脓积而成痛等。

三、辨证施治

李老在大量的临床实践中，在辨证论治的基础上，均灵活施用以李氏传统中医正骨术的"摩擦揉捏、舒筋理筋、捺推摇晃、推拿按摩"等松解手法和李氏正骨秘方中的内服方药、外擦外敷以及练功活动等治疗方法。还要根据损伤不同的伤情、不同的类型以及伤者的年龄、体质、病程、病位等灵活辨证选择运用。

在手法操作治疗时，具体要掌握如下几点。

（1）新伤手法操作宜轻，陈伤手法操作宜较重，手法轻不宜虚浮，手法重时切忌粗暴，要求稳重有力，达到治疗目的。

（2）对骨节间隙有骨错缝或筋走筋翻肿痛强直者，可将受伤关节做一次或二次伸屈、旋转活动。其活动范围大致相当于该关节的生理活动限度。这样有利于筋和骨节的舒顺，又不致引起新的损伤。治疗后患者即感觉疼痛减轻。

（3）新伤局部血脉损伤、皮下出血、肿痛较重者，可用两拇指的螺纹部或掌指部施行按法，此法具有压迫止血的作用，即可使肿胀消散。

（4）四肢关节重症损伤、肌肉损伤及邻近关节的骨折等，剧烈肿痛势必阻碍局部关节的活动。当肿痛渐消、骨折渐愈之时，可用理筋手法，协助患者将关节徐徐伸屈并旋转，操作时应以不加重局部肿痛为宜。切忌猛烈屈伸，加重局部损伤而影响恢复。

另外，需要注意的是肌肉损伤患者要适当限制受伤局部的活动，以免加重损伤，又要督促患者做有益的活动。李氏传统中医正骨术中，三步九式武医结合的练功方法，对伤筋伤骨功能的恢复有很好的促进作用。早在唐代，《仙授理伤续断秘方》中提到："无曲转，如手腕脚手指之类。要转动，用药贴敷将绢片包之，以时时运动。"这叙述了治疗关节部位的损伤，既要用绢片包扎进行相对的固定，又要屈或伸，促进运动。因此，肌肉损伤患者在治疗恢复过程中，必须贯穿动静结合的原则。

第三节

按摩治疗伤病的认识

一、概述

按摩是用按摩者的手作用于被按摩部位的体表上，使被按摩者的机体得到相应的反应，用以预防治疗伤病的医术。早在 2000 年前，《黄帝内经》中就有对按摩术的产生、内容、作用和发展等方法的详细记载。如《素问·异方方宜论》在阐述因地势、气候、环境、生产和生活等不同的条件，而使人致病及其治疗各具特点时说："中央者，其地平以湿，故其病多痿，厥寒热，其治宜导引按摩。"所谓导引按摩，意即以矫捷的手法"摇筋骨""动肢节""按摩皮肉"，这也是李老他们所说的按摩方法。这些记载都进一步阐明了按摩导引的内容和作用，即依据疾病不同的性质（如阴阳、表里、寒热、虚实），按照治疗上不同的需要（如补泻、发散、平衡、宣通等），采取相应的按摩手法，可以舒通经络，宣畅气血，调和营卫，平衡阴阳，从而达到防治伤病、增进健康的目的。

二、按摩对伤病的作用

（一）疏通经络

经络贯通身体内外上下，是人体气血运行经过、联络的通络，也是内外环境联络的通道。因而它把机体内外上下表里联成一个统一的整体。如外邪由表入里必由经络传入脏腑。通过按摩手法的操作，可以疏通经络。

（二）调和营卫气血

营主营养，而营与血又一起运行于血流之中，内注五脏六腑，外养四肢百骸，全身无不受其营养。卫，有捍卫保护的意义，可抵抗病邪、起保卫的作用。气的含义更广，系指人的真气。它不仅具有抗病邪和捍卫的作用，而且对于人体能起生化、运动的作用。平时营卫气血应保持平衡，循环不息地流传于身体各部，作为身体内部的重要组成部分，维持正常的生理功能。如果营卫气血发生了偏盛、偏衰或者循行受阻，就将产生病变从而导致各种疾病的发生。

按摩时，应用各种手法，如补虚泻实，以祛邪扶正，使营卫气血运行通畅，偏盛或偏衰得到纠正。例如《医宗金鉴·正骨新法要旨》说："因跌仆闪失，以致骨缝开错，气血凝滞，为肿，为痛，宜用按摩法。"按其经络，以通闭之气。摩其壅聚，以散郁结之肿，其患可愈。由此可知，按摩确有使营卫气血流畅的作用。

（三）平衡阴阳，调和五行

疾病的发生，与阴阳失调、五行失去平衡有关。阴胜则阳病，阳胜则阴病。《素问·调经论》说："阳虚则外寒，阴虚则内热，阳胜则外热，阴胜则内寒。"这是说五行偏胜或不足，便会引起各种错综复杂的疾病。所以中医学的治疗原则之一，就是平衡阴阳，调和五行（相对的），在治疗某些疾病时，可以通过按摩达到此目的。

三、按摩对身体各部分的作用

1. 按摩对神经系统的作用

按摩是一种良性的物理刺激，其效应是通过神经系统反射的机制而获得的。按摩具有能引起神经兴奋、神经抑制和调节平衡的作用，不仅与手法种类和运用方式的不同有关，而且与被按摩者神经类型和功能状态也有关系。这就需要按摩者在自己临床实践中遵循个体化对待，根据辨证施治的原则，方能收到良好的治疗效果。

2. 按摩对皮肤的作用

人体表层皮肤直接暴露在多变的、复杂的外界环境之中，是机体适应和防御体系的重要部分。按摩首先作用于体表的皮肤，能消除局部衰老的上皮，改善皮肤的呼吸，有利于汗腺和皮脂腺的分泌。另外，按摩还能使皮肤内产生一种类组织胺的物质，这种物质能活跃于皮肤的毛细血管和神经里，促进皮肤毛细血管扩张，血流量增多，可改善皮肤营养，使皮肤润泽而富有弹性。

3. 按摩对肌肉的作用

按摩可增进肌肉的能力和弹性，使其收缩功能和肌力增强，从而提高肌肉的工作能力和耐力。按摩能预防肢体固废用而引起的肌肉萎缩。在临床实践中，李老通过一些外伤病例的治疗和外伤所致的废用性肌肉萎缩病例的治疗观察，证明按摩不仅能防止或减轻肌肉萎缩，并能恢复原有的形态和功能。按摩还能使肌肉中原来闭塞的毛细血管开放，使被按摩的肌肉群能获得更多的血液供应和营养物质，增强肌肉的潜在能力。

4. 按摩对关节、肌腱的作用

按摩对关节、肌腱等运动器官也有很大的影响。按摩可使韧带的弹性增强，关节周围的血液和淋巴循环更为活跃，从而能消除关节滑液瘀滞、关节囊肿胀和挛缩的现象。这些作用有利于减轻和消除由外伤而引起的关节功能障碍。按摩广泛应用于骨伤病患者，它能消除因固定对关节韧带、肌腱等的不良影响，又能治疗关节韧带因过度牵拉而引起的损伤。

5. 按摩对血液和淋巴系统的作用

按摩能引起血液和淋巴流动的变化。通过神经系统的作用反射，间接影响血液成分的改变。按摩能帮助静脉血管中的血液回流，引起周围血管扩张，减低大循环中的阻力，由此可以减轻心脏的负担，有利于心脏的工作。在按摩的作用下，血液中的红细胞和血小板数目有所增加。按摩能影响血液的重新分配，调整肌肉和内脏血液流量及贮备的分配状况，以适应肌肉紧张的需要。按摩对血管的张力有一定的训练作用。按摩后能使血压降低 5—10mmHg。另外，按摩能直接挤压组织中的淋巴管，促使淋巴回流加快，有助于渗出液的吸收。

6. 按摩对呼吸、消化和代谢的作用

按摩可以直接刺激胸壁或通过神经反射，而使呼吸加深，增加胃肠道的蠕动，从而改善消化功能。在全身或腹部按摩后，能使氧的需要量增加10%—15%，并相应地增加了二氧化碳的排泄量，同时有研究证明按摩可增加尿量的排泄。

四、按摩的时间、次数和强度

按摩的时间和强度，有时会直接影响疗效的好坏。按摩时间过短或过长、强度过小或过大，都不能起到治疗作用，有时反而会伤害身体。只有灵活掌握恰如其分的按摩时间、次数和强度，才能起到良好的刺激作用，收到应有的治疗效果。而适宜的按摩时间、次数和强度，绝不可能用某个简单的数字定出指标，作为治疗的依据。它不是一成不变的，应针对男女老幼各人生理功能的差别，按照不同的病种和不同的病期特点分别对待。

1. 按摩的时间

每次按摩操作所需要的时间，很难有一个统一的规定。初学者，会感到难于掌握。按摩时间应随着所患病种和伤患部位的不同，而有明显的差异。一般来说，如对某关节部位扭伤进行按摩，时间为 10—20 分钟即可。对面积较广的腰部劳损所花的时间，必须大大增加。如必须进行全身按摩，所需时间也就更长。

2. 按摩的次数

通常每天按摩 1 次或隔天按摩 1 次就可以，有时也可以增加 1 次，但没有必要增加更多的次数。按摩的用量，也可用按摩手法重复次数来决定。单一部位的一次按摩，各种手法重复的总和次数大约数十次或上百次，而普遍按摩的总时间约需 15—25 分钟，若进行多个部位的按摩，就需要百次或上千次的总和时间，约需 25—40 分钟，

3. 按摩的强度

按摩的强度与按摩的时间和次数有密切的关系。随着按摩时间的延长和次数的增多，强度就可以增加。这里所指按摩强度的直接含义，是指每个按摩手法的轻重而言。

五、按摩适应证与禁忌证

按摩治疗伤病，是具有显著疗效的。如果应用不当也会产生某些相反的结果。因此，明确认识和严格掌握按摩的适应证和禁忌证，是十分重要的。按摩治疗，对有些病的初期是禁忌的，而在后期则又是需要的。这就更加要求按摩者对伤患内在的病理变化和外在的病证有正确认识，要认真鉴别，才能做到辨证施治，避免事故。

1. 适应证

按摩的适应证主要有：慢性劳损，损伤后遗症和一些常见病，闪腰岔

气，胸肋震伤，椎间盘突出症，扭伤，挫伤，落枕，颈椎病，肌肉痉挛，腱鞘炎，腱鞘囊肿，漏肩风，风湿性关节炎慢性期，风湿腰腿痛，脑震荡后遗症，小儿麻痹后遗症，神经麻痹、偏瘫和损伤性神经麻痹症，骨折愈合后遗功能障碍，关节脱位整复后遗功能障碍，前臂肌缺血性肌挛缩，神经衰弱症（如失眠、头昏胀），脾胃虚弱消化不良等。

2. 禁忌证

按摩的禁忌证主要有恶性和良性肿瘤，急性传染病，皮肤病，脓肿，开放性创伤，新伤骨折，新伤关节脱位，风湿性关节炎急性期，孕妇，极度疲劳、过度饱食、饥饿或酒醉者。另外，妇女月经期的腰骶部和下肢不宜按摩。

第
四
节

医德为先，体健为首

一、医德

清代名医吴鞠通说过："天下万事，莫不成于才，莫不统于德。无才固不足以成德，无德以统才，则才为跋扈之才，实足以败，断无可成。"德者，仁之本；仁者，术之基也。医为仁术，医德不好，难为良医。李老认为医德一定要做到"十要十戒"。

十要：一要爱国爱民，二要济世活人，三要思想纯正，四要谦虚谨慎，五要尊师重道，六要求实勤奋，七要行善积德，八要修身养性，九要礼行天下，十要把握分寸。

十戒：一戒违法乱纪，二戒丧天害理，三戒欺师灭祖，四戒斗殴行赌，五戒伤身害命，六戒奸盗邪淫，七戒浮言妄动，八戒贪财受贿，九戒骄傲自满，十戒招摇撞骗。

二、强身健体

医者除应有高度的责任感与强烈的事业心外，还必须具有强健的体魄和扎实的基本功，临床方能得心应手，以达良好的治疗效果。为此，李志沧传统中医正骨术独创了一套"四组八练基本功法"，要求每位传承人，都必须坚持不懈持之以恒地自修苦练这套基本功法。

　　第一组：练全身。一练：持久功法：左推球势，右推球势（弓箭桩）。二练：开合功法：对向分开势，向心合力势（骑马桩）。

　　第二组：练拳掌指臂力。三练冲击功法：抱拳冲击势，抱拳撑力势（骑马桩）。四练掌指功法：练掌撑力势，练指撑力势。

　　第三组：练铁砂掌。五练掌指功法：左手掌指力势，右手掌指力势（骑马桩）。六练背指功法：左手背指力势，右手背指力势（骑马桩）。

　　第四组：练指功。七练捏骨功法：横竖捏骨势、推拉骨节势（弓箭桩）。八练弹子功法：左手五指抓势，右手五指抓势（骑马桩）。

第三章

方药心得

第
一
节

家传正骨秘方介绍

1. 化瘀消肿膏、酒

组成：桃仁、红花、生地、赤芍、当归尾、川芎、丹皮、泽兰等。

功效：活血化瘀，消肿止痛，行气行血，祛瘀散热。

主治：损伤初期（1—2 周内）软组织肿胀、瘀斑、疼痛，积瘀积热等症。

禁忌：皮肤过敏者、皮肤创口者勿用。

2. 接骨续筋膏、酒

组成：当归、川芎、赤芍、香附、玄胡、郁金、土鳖、骨碎补等。

功效：接骨续筋，祛风除湿，活血散瘀。

主治：骨折损伤中后期，促骨连接、关节不利、韧带粘连、骨节僵直，肿硬疼痛，骨关节病变等症。

禁忌：对外伤创口及皮肤过敏者勿用。切勿内服。

3. 风湿骨痛膏、酒

组成：马钱子、生川乌、生草乌、生南星、生半夏、一枝蒿、麻黄、防风等。

功效：祛风除湿，散寒止痛，温经通络。

主治：因风寒湿痹导致的诸关节炎、关节痛、类风湿关节炎、强直性脊柱炎及骨关节退行性病变等诸症之外用膏酒。

禁忌：（1）此药酒、药膏剧毒，只能外用，切忌内服。

（2）皮肤过敏者及皮肤创口者勿用。

4. 生肌长肉膏

组成：茅苍术、黄柏、汉防己、鲜木瓜、穿山甲、白芷、白及、郁金等。

功效：提脓生肌，祛腐长肉。

主治：多年久治不愈的创口，烧伤、烫伤、慢性溃疡、镰疮、褥疮，老烂脚等诸症。

禁忌：切忌内服。

5. 半月板损伤膏、酒

组成：鸡血藤、白及、白芍、甜瓜子、合欢皮、续断、千年健、土鳖等。

功效：活血散积，消除肿痛。

主治：急、慢性半月板损伤症。

禁忌：切忌内服。

6. 骨质增生膏

组成：牛角炭、血余炭、青麻炭、生半夏、生南星、甲珠、巴豆霜、黄芪等。

功效：气血虚弱，肝肾亏损，腰膝酸软，骨痛丛生。

主治：骨质疏松、骨质增生、骨软骨炎、骨刺等诸症。

禁忌：外敷，切忌入口。

7. 滑囊炎、滑膜炎、关节炎膏

组成：生南星、白及、山豆根、赤芍、牙皂、官桂、威灵仙、海桐皮。

功效：软坚散结，消肿利湿，祛寒止痛。

主治：关节滑囊、滑膜、关节炎等症状。

禁忌：外用，切忌入口。

8. 见肿消膏

组成：黄柏、大黄、白及、五倍子、滑石、甘草、煅石膏、冰片等。

功效：清热败毒，消肿止痛。

主治：一切痈疮、肿毒初期。

禁忌：外用，切忌入口。

9. 红血正骨酒

组成：红花、血竭、三七、冰片。

功效：正骨接骨，消肿止痛，保护皮肤。

主治：各型各类、各部骨折损伤。

禁忌：皮肤过敏者慎用。

10. 熏洗散

组成：麻黄、桂枝、赤芍、羌活、独活、五加皮、防风、白芷等。

功效：骨折损伤中后期，骨关节劳损退变，风寒湿痹所致肢体酸麻胀痛，有促进功能恢复之功效。

主治：韧带粘连，关节僵硬，骨化性肌炎，风寒湿痛、肿硬痹痛，功能障碍等。

禁忌：外伤、创口勿用。

11. 雷火珠灸条

组成：麝香、冰片、潮脑、银珠、生川乌、生南星、生半夏、一支蒿等。

功效：芳香温热之灸法，经穴位传经络，由经络达脏腑，对虚证、寒证、风证、痛证、痹证有显效。

主治：各种虚寒性疼痛、风湿性痹痛、痉挛等诸症。

禁忌：外伤、创口勿用。

12. 损伤丹

组成：续断、羌活、生地、当归、土鳖、陈皮、川芎、赤芍等。

功效：活血化瘀，宣肺行气，消肿止痛。

主治：跌打损伤，骨折脱位，筋伤早期，气血凝滞，经脉受损。

13. 接骨丹

组成：骨碎补、土鳖、牛膝、续断、海马、广木香、田七、当归等。

功效：活血祛瘀，行气止痛，接骨续筋。

主治：全身各部各类骨折、脱位、筋伤。

14. 跳骨丹

组成：田七、碎蛇、飞天蜈蚣、香附、枳壳、黄楠树须、黄芪、骨碎补等。

功效：接骨续筋，促进骨痂生长，加速骨折愈合。

主治：全身各部各类粉碎性、多发性骨折损伤。

15. 风湿灵丹

组成：当归、川芎、白芍、熟地、黄芪、桂枝、麻黄、鸡血藤等。

功效：调补气血，温经通络，祛风除湿，散寒止痛。

主治：风寒湿痹所致的关节炎、关节痛、类风湿关节炎、强直性脊柱炎等症。

16. 膝痛丹

组成：苍术、黄柏、白芍、甘草、薏苡仁、防己、木瓜、秦艽等。

功效：清热燥湿，活血止痛，和营养阴，祛风散寒。

主治：鹤膝风痛证、关节积液等引起的灼热肿痛、湿热瘀痹等症。

17. 痛风丹

组成：黄芪、桂枝、白芍、炙甘草、麻黄、乳香、没药、当归、北细辛等。

功效：祛风活血，消除肿痛。

主治：诸关节痛风症。

18. 面瘫丹

组成：白附子、防风、当归、川芎、熟地、白芍、麻黄、桂枝等。

功效：血虚生风，面风游走，口眼歪斜，麻木不仁。

主治：面瘫症。

19. 偏瘫丹

组成：黄芪、当归、白芥子、炮干姜、麻黄、桂枝、白芍、人参等。

功效：大补气血，温煦肾阳，滋补肝肾，填精益髓，活血化瘀，温阳
通络，疏理督脉，健运脾胃，强壮筋骨。

主治：脑出血（脑中风）、脑栓塞、脑脊髓压迫等所致的偏瘫、截瘫、
中风后遗症等。

20. 骨质疏松丸

组成：熟地、枣皮、怀山药、丹皮、鸡血藤、独活、骨碎补、海桐
皮等。

功效：滋补肝脾，调补气血，益髓填精。

主治：骨质疏松、骨质增生、骨刺、骨软、骨炎等症。

21. 养生丸

组成：人参、白术、茯苓、炙甘草、当归、熟地、川芎、白芍等。

功效：轻身延年，乌须黑发，延缓衰老。

22. 抗力丸

组成：五加皮、人参、黄精、首乌、枸杞、茯苓、菊花、黄芪等。

功效：扶正祛邪，增强抗力。

主治：虚衰之症。

23. 壮骨丹、丸

组成：龟甲、紫河车、盐黄柏、杜仲、牛膝、天冬、麦冬、五味子等。

功效：益气血，强肝肾，健脾胃，壮筋骨，抗衰老，扶虚弱，生骨痂，促骨连。

主治：大伤病后期，元气大伤，肝肾亏损，气血虚弱，食欲不振，腰膝萎软，骨不连接、迟缓愈合。

24. 延寿丹、丸

组成：何首乌、黄精、熟地、紫河车、枣皮、怀山药、丹皮、泽漆等。

功效：大补真元，调补气血，滋补肝肾，健运脾胃，填精益髓，强壮筋骨，醒脑提神，黑发悦颜，增强抵抗力，益寿延年。

主治：伤病后期，元气大伤，精血亏损，肝肾脾弱，气血不足。

25. 还少丹、丸

组成：枸杞、菊花、远志、车前子、生地、巴戟、覆盆子、肉苁蓉等。

功效：安神定志，调和脏腑，强壮筋骨，聪耳明目，乌须黑发，滋润肌肤，安养营卫，补益五脏，调和百脉，润泽三焦，活血助气，填精益髓，延年益寿。

主治：衰老症。

26. 大补真元丸

组成：人参、黄芪、白术、茯苓、炙甘草、麦冬、五味子、肉桂等。

功效：调补养血，健运脾肺，滋补肝肾，促骨愈合。

主治：气血虚弱，肝肾亏损，全身虚衰，萎软之力。

27. 醒酒丸

组成：丁香、官桂、砂仁、甘松、薄荷、白蔻仁、人参、木香等。

功效：醒酒和中，健运脾胃。

主治：饮酒过量，乙醇中毒，肝脾胃伤。

28. 儿疳散

组成：牵牛子、莱菔子、香附子、使君子、马槟榔、鸡内金、白蔹、山楂等。

功效：消食杀虫，健脾开胃。

主治：小儿疳症，虫积食积，面黄消瘦，不食厌食。

29. 轻松散

组成：桃仁、松子仁、柏子仁、杏仁、麻仁、芝麻、苏子、牵牛子等。

功效：润肠解郁，肠枯肠积，疏通便闭。

主治：大便闭积症，干燥闭结，胀满不舒。

30. 支饮散

组成：防己、人参、桂枝等。

功效：缓解肺气肿、肺心病、肺心脑病衰竭危症等症状。

主治：支饮为患，神识昏迷，喘息不能卧。

31. 胃舒散

组成：枳实、香附、山楂。

功效：消利兼施，调和胃气。

主治：慢性胃炎、胃脘疼痛等症。

32. 乳痈散

组成：白芷、乳香、没药、紫苏、香附、黄柏、金银花、连翘等。

功效：消肿止痛，去积散瘀。

主治：急性乳腺症，产后恶寒发热、红肿灼痛等。

33. 逍遥散

组成：当归、白芍、柴胡、茯苓、白术、甘草等。

功效：养血健脾，疏肝解郁。

主治：月经不调症（肝郁血虚脾弱型），口燥咽干，头目眩晕，肋痛乳胀等。

34. 损伤逐瘀汤

组成：当归、川芎、红花、桃仁、生地、赤芍、枳壳、柴胡。

功效：活血化瘀，行气止痛。

主治：骨折损伤初期，气血瘀滞，经络不通，肿胀疼痛。

35. 行气通便汤

组成：柴胡、枳壳、木香、当归、川芎、大枣、赤芍、泽兰。

功效：快气宽郁，理气活血，解热通便。

主治：骨折损伤初期，气滞血瘀，郁积便闭。

36. 健运脾胃汤

组成：黄芪、炙甘草、党参、白术、茯苓、怀山药、川芎、陈皮等。

功效：益气健脾，升阳举陷。

主治：骨折损伤中期，脾胃受损，食呆纳滞，心慌气短，神少乏力。

37. 鹤膝风汤

组成：秦艽、防风、独活、羌活、当归、川芎、熟地、白芍。

功效：祛除风湿，活络止痛，调补气血，清热利湿。

主治：鹤膝风症，关节肿痛，气血不足，肝肾亏损。

38. 除湿祛痹汤

组成：独活、寄生、桂枝、防风、秦艽、杜仲、牛膝、北细辛。

功效：祛风湿，止痹痛，益肝肾，补气血。

主治：肝肾两虚、气血虚弱型中老年风湿性腰腿痛。

39. 强筋壮骨汤

组成：肉苁蓉、熟地、枣皮、枸杞、首乌、杜仲、五加皮、当归。

功效：温补肾阳，强筋壮骨。

主治：骨折损伤后期症见迟缓连接、腰膝冷痛、痿软乏力等症。

第二节

家传正骨秘方应用举隅

李老用李氏正骨术秘方治疗化热型风湿性关节炎，后附 40 例临床观察，现介绍如下。

中医根据临床主证体征舌苔脉象分风重、湿重、寒重、化热四型。李老于 1982 年 1 月到 1983 年 12 月这 2 年的时间，共收治化热型 40 例，均施以李氏正骨术秘方中风寒湿痹丹内服，舒筋活血药酒、药膏外擦外敷，收到满意疗效。

【临床资料】

本组 40 例，男 18 例，女 22 例；年龄 3—15 岁 18 例，16—25 岁 12 例，26—50 岁 10 例；病程最长者 1 年，最短者 7 天；病位：单侧踝关节肿痛灼热者 12 例，双侧踝关节肿胀灼热疼痛者 14 例，单侧肩关节灼热痛者 6 例，其余关节痛者 8 例。有结节性红斑或环形红斑者 26 例。本组 40 例受累关节均有不同程度的活动功能受限或障碍。脉象滑数，舌质淡红，舌苔黄者 28 例；脉象濡数，舌质偏红，舌苔黄者 12 例。本组 40 例均有不同程度的发热、纳差、倦怠、烦闷、口渴不欲食、二便黄结诸症。实验室检查：白细胞（4—10）×10^9/L 者 26 例,（10—17.4）×10^9/L 者 14 例；血沉 1 小时在 20—50mm 者 8 例，50—100mm 者 20 例，101—140mm 者 12 例。

【治疗方法】

内服李氏正骨秘方中风寒湿痹丹：白芍 60g、甘草 30g、黄柏 30g、苍术 15g、石膏 30g、知母 20g、生地 20g、桂枝 10g、独活 10g、五加皮 20g、羌活 9g、麻黄 9g。汗多去麻黄加黄芪 30g，湿重者加木瓜 20g、薏苡仁 20g，关节肿甚者加防己 20g，小便短黄加滑石 30g，纳呆加白蔻 9g、白术 10g、茯苓 20g，大便干结者加大黄 6g。服用方法：水煎浓熬，每日 1 剂，日服 4 次。

外用李氏传统中医正骨术秘方中的舒筋活血药酒：在患部作大面积揉擦，使药酒的药效反复渗透在患处深部，以达祛风除湿、消肿止痛的功效。

外敷李氏正骨秘方中的风寒湿痹舒筋膏：生川乌 10g、生草乌 10g、生南星 10g、生半夏 10g、当归 20g、川芎 10g、桂枝 10g、赤芍 30g、羌活 10g、独活 10g、防风 10g、黄柏 10g、大黄 20g、香附 20g、没药 10g、乳香 10g、花粉 15g、白及 15g、五倍子 15g。炮制用法：上药共为细末，凡士林适量调匀备用。根据患部面积大小，将药膏摊匀在敷料上，贴敷患处，绷带包扎，每日换敷 1 次。

【治疗效果】

疗效标准

近期治愈：受累关节红肿灼热疼痛消失，关节功能恢复正常。复查血沉正常，血细胞计数正常，结节红斑，环形红斑消失。

显效：受累关节肿痛消失，复查血沉，白细胞已恢复正常。但疲劳或感寒后又有不同程度的关节肿痛者。

有效：经治疗关节肿痛有好转。

无效：治疗 10 天以上，症状未减者。

本组 40 例，经以上方法治疗 10 天后，近期治愈者 39 例，为 97%，显效者 1 例，为 2.5%，有效、无效者均无。

【典型病例】

病例 1　张某，男，14 岁，学生。患者因感冒而发热 1 天，继右髋关节红肿热痛，活动受限。于 10 日后就诊当地卫生院，误以为髋关节脱位行手法整复无效，局部红肿灼热加剧而抬送李老所在的医院就诊。主诉：右髋关节肿痛 10 天，加重 1 天。查：无损伤史，全身发热，右髋关节红肿灼痛，内外侧缘散布结节红斑，患肢等长，功能受限。无骨折及脱位特征。查白细胞 16.4×10^9/L，血沉 1 小时 118mm，脉滑数，舌质红，舌苔黄。诊断：化热型风湿性髋关节炎。治疗：用本法内外用药治疗 3 天后，全身发热退，关节红肿热痛明显好转，仅关节活动受限。效不更方，如前法进药 4 天，3 天复查：白细胞、血沉均正常，关节红斑肿痛消失，活动功能正常。诸症向愈，继续住院 1 周后出院。4 个月后随访，一切恢复正常，至今未见复发。

病例 2　向某某，女，21 岁，农民。主诉：双腿膝关节肿痛 8 天加重 3 天。查：无损伤史，恶寒发热，双膝关节红肿灼痛，后侧缘环形红斑，活动功能障碍。白细胞 11.6×10^9/L，血沉 1 小时 140mm。脉滑数，舌质红，苔黄腻。诊断：化热型风湿性膝关节炎。治疗：照本治疗法内外用药 7 天，双膝关节肿痛灼热消失，环形红斑消退，仅活动功能受限，疗效显著。再如前法用药 3 天以巩固疗效。诸症痊愈，3 个月后随访，治愈后参加生产劳动，一切如常，未见复发。

讨论：本病病因由感受风寒湿邪所致，正如《素问·痹论》云："风、寒、湿三气杂至，合而为痹也。"风寒湿邪侵入肌肤、经络、关节郁久化热，是导致本病的主要原因。

本组 40 例，发于青少年 30 例，为本组病例的 75%。如不抓紧时机以有效的治疗处理，不但影响关节的生长发育，而且严重者会导致内脏损害，必须加以重视。

治疗以上病例突出重点，李老在临床中用芍药甘草汤合二妙散灵活加味，配以风湿膏外敷。实践证明，本法药专力猛，方药对症，突出中医特色，经济简便。不但可以缩短疗程，而且收效显著，适合于基层医院广为开展。

附

经方运用心得

李老除了对家传正骨秘方运用自如外，对经方的运用也颇有心得，现介绍如下，使读者参考。

一、麻杏甘石汤治疗小儿肺炎

李老常用《伤寒论》经方"麻杏甘石汤"加味，救治小儿肺炎，持续高热不解危症。李老治疗过不同时期住进县医院的小儿肺炎，均是经辅助以 X 线胸片、检验、临床等检查后，确诊为小儿肺炎的。这些患儿的共同特点是经输液、注射、服用大量抗生素治疗 1 周后无效，持续高热，喘急不解，甚至有些患儿连发病危通知。这些患儿的家长最后求救于中医，经用本方辨证施治，灵活运用，将这样的患儿从死亡的边缘抢救回来。

此方剂的应用要注意肺与大肠相为脏腑表里的关系。肺主升清浊降，大肠以通为用。当小儿上焦风热，未能及时清解，必致大肠积热积食，大肠积热不通，上蒸肺部炎

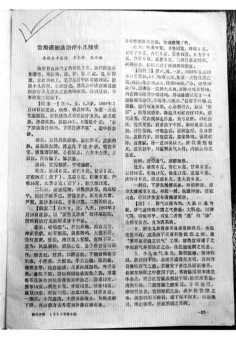

▲《宣肺通腑法治疗小儿肺炎》，李老于1985 年发表在《四川中医》杂志

热致使高热，持续喘急不解。大量抗生素的使用，只能消灭细菌性炎症，此乃无菌性炎热，故难奏其效，此危症险症，必须辨证准确，加减灵活用药，才能使腑渴积热得通，肺气炎热得平。此乃经典用方之奥妙也。

二、大柴胡汤治疗少阳里证

李老在临床中运用《伤寒论》中的大柴胡汤治疗以不同年龄、不同时间，经对症及抗感染治疗 7—10 日无效而发病危通知或转院的伤寒少阳里实证重危患者，主要症状以往来寒热、口苦干渴、大汗出、胸胁腹疼、身热谵语、大便坚实、舌苔黄腻、脉象弦数等少阳腑实急证，李老急用大柴胡汤 1 剂而中。经方之临证运用，在于辨证明确，时机得当，药专力猛，方收奇效。

三、小建中汤治疗虚寒证

李老多应用《伤寒论》中的小建中汤治疗以老年体弱，素体虚衰，多年腹痛，缠绵不解，遇冷得寒加剧，而住入医院的患者。但经对症止痛，治疗数日无效。经中医会诊，症见全身虚衰，少气懒言，腹部疼痛，食纳极差。得热微减，得寒加剧，喜温喜按。舌苔薄白，脉象微弱而沉细。大便时有时无，长年稀溏等一派虚寒症象。李老治疗此种病症多急拟小建中汤，即桂枝汤倍芍加饴糖，此为绝妙方，灵活施用人参、白术、黄芪等，治疗脐烦腹痛有奇效。并配以雷大珠灸法，疗效更佳。

四、黄芪桂枝五物汤治疗急性横贯性脊髓炎危症

李老曾运用《金匮要略》中的黄芪桂枝五物汤治疗急性横贯性脊髓炎危症。他曾救治一病例，此病症以突发高热，恶寒汗出，头痛身疼，不能站立，逐渐胸以下无知觉而住入医院。经抢救治疗三四天后无效，连发病

危通知，医院建议转院重庆。后经家长求治，症见神识昏迷，口吐白沫，胸以下无感觉，大小便失禁，发热汗出持续，脉象虚弱等险症。李老急施用黄芪桂枝汤加味频频咽服，由于辨证准确，药用灵活，服之即效，效不更方，连服 2 剂，大有转机，能进米粥。治疗过程中自始自终以本方加减，辨证地调理气血，配合针灸疏通经络，灸以温热营卫，持续 2—3 周的善后治疗，病方告愈。

五、芍药甘草汤加味治疗急性缩阴证

李老曾运用《伤寒论》中的芍药甘草汤加味配合雷火珠灸法，抢救急性缩阴症诸例。此病症多发于婚后青年，纵欲失度，或时参与重体力或大运动量后，疲劳汗出，天气炎热，贪凉受寒，突发的一组素体亏虚，耗散其真，营卫失和，经络失养，急性发作的痉挛性危症。其中一例十分危急，家属呼叫救命。症见家属一手拿物阻肛门，一手拉做阴茎，患者痛苦不安，烦热面容，汗出如珠，气息微弱，少腹拘急，挛缩疼痛，脉象濡数等危症。李老急施以雷火珠灸法数壮缓解其烦热痉挛疼痛，速投以重剂的芍药甘草汤加味频频咽服。诸症徐徐缓解，由于大汗亡阳，热灼伤阴，阴阳俱虚，营卫俱伤，李老继投以大剂的人参、黄芪、当归以善其后，病乃痊愈。

六、木防己汤治疗肺心脑病

李老运用木防己汤抢救肺心脑病诸例。此病症常见于老年支气管哮喘、肺气肿、肺心病。李老曾救治过一例老红军战士，他入住医院后，经输液等对症消炎治疗数日无效，继而咳喘加重，喘息不能平卧，神识昏迷，不省人事，持续发热导致肺心脑病等垂危险症，医院连发病危通知书。家属求治于中医，经会诊后，李老急投以《金匮要略·支饮篇》经方："支饮为患，喘息不能平卧者，木防己汤主之。"本方立方严谨，药专力猛。药仅四味，君臣佐使，各显神通。君药防己，主攻肺部痰湿、痰饮，使肺水肺气于下行。臣药人参大补元气，止渴生津，调营养卫，以扶其衰。佐药桂枝辅佐人参扶正气，强心阳；妙用石膏之寒凉，与桂枝之寒热并用，既解头部之热，又引参桂之精气上供脑部。四药合用，面面俱到，连夜频频咽服，力挽狂澜。一剂而中，二剂缓解，能进米粥。继以夏陈六君子汤、都气丸等方药，灵活加减施用善后而愈。之后数年里，县医院内科遇上一些典型重危患者，频频邀请李老会诊。

七、干姜甘草汤治疗尿频重症

李老运用《伤寒论》中的干姜甘草汤救治尿频重症诸例。此病症多发于素体虚弱之老年和儿童。李老曾救治一例患者，以频频小便收治入院。住院辅助以尿常规、肾功能检查、胸透或胸片检查，均无阳性反应和器质性改变。经消炎、抗感染对症治疗数日无效，医院建议转重庆查治。家属求诊于中医。症见患者面色灰白，少气懒言，腰膝酸软、全身乏力。几分钟又要小便，解出几滴不黄不急，而且颜色清白，脉象微弱无力。此乃肺肾气虚，因肺主一身之气，肺气大虚，肺不纳气，肾司二便，肾不固摄，临床少见之重症。李老以急则治其标、缓则治其本的法则，首投以大剂的干姜甘草汤1剂（仅花几分钱的两味中药）。本方温化一身之气，扶助一身之阳，小便得温得阳而缓解。老年患者继以大补肺肾阳气之品，善后而愈。

八、芍药甘草汤合二妙散治疗湿热痹重症

李老运用《伤寒论》中芍药甘草汤和《丹溪心法》的二妙散治疗湿热痹重症诸例。此类患者多发于素体肥胖，少动少劳，好食肥甘厚腻，长期酗酒等湿热型中壮年人。当外感风寒未能及时排出，逐渐化热，湿热贯注下焦，致使腰以下及双下肢多个关节或单个关节为肿为痛。李老曾救治过一典型病例。在医院里拍摄X线片显示关节无异常发现；血象高，血沉快。结合临床诊断为风湿热，经1—2周的抗风湿、消炎镇痛、抗菌及对

症治疗无效而加剧。家属求诊中医，患者痛苦不堪，哭诉双腿不能近身，不能动弹，里面的筋牵扯地痛，很难受。症见患者有多个关节红肿、灼热疼痛、高热病容，呛咳不已，痛苦呻吟。脉象洪大而数，舌苔黄腻。经辨证诊断，为湿热痹重证。李老即投以大剂芍药甘草汤和二妙散。即白芍、甘草、苍术、黄柏这四味最常见最普通的中药。1 剂大小便排出，诸症大减，效不更方，再进 2 剂，诸症向愈，继以灵活加减调理而善后。

第四章

手法荟萃

第一节

正骨手法三十三法

一、治疗四步四要法

"李志沧传统中医正骨术"中有"治疗四步四要法"。

四步：四步是手法治疗骨折的治疗原则。

四要：是手法治疗骨折的核心内容和特色。

第一步：正骨首务，熟练准确，轻巧灵活。

一　要：稳妥实效。

第二步：夹缚固定，松紧适宜，筋骨并医。

二　要：合理有效。

第三步：三期内外，秘传方药，期位辨治。

三　要：内外兼治。

第四步：功能恢复，武医结合，调动自身。

四　要：积极适当。

二、手法介绍

1. 撬顶推压手法治疗鼻骨骨折

鼻部骨折有凸凹，竹杆撬顶推压搯。准确轻巧来复位，棉椎固定又止血。

2. 鸭毛导入手法治疗老弱体虚或习惯性下颌关节脱位

老年虚衰下颌脱，苦堪难言下用说，鸭毛尖导鼻膜处，一声喷嚏即复活。

3. 端提按压手法治疗双颌关节脱位

双颌脱位口必张，口涎滴滴痛难当，想吃饮食难进口，神昏意乱心发慌。双手八指端下腮，两拇进口按牙排，患者必须打矮坐，用力推挂复原来。

4. 端提旋转手法治疗痹证型颈椎病

颈项痹痛难抬头，谈话呼吸粗咽喉，上肢酸麻又胀痛，欲视左右不自由。左手抱枕右下腮，双手揉动用力抬，左旋三转则活动，右旋三转复原来。

5. 咳嗽负压，端提旋转手法治疗肋骨骨折

肋骨骨折伤肋神，助手上提下压行，医生掌压骨折处，咳嗽负压即时旋。

6. 对抗拔拉过伸按压手法治疗脊柱压缩性屈曲型骨折脱位

胸腰压缩有脱断，对抗牵引过伸按，双掌压定骨凸处，拇食关节舒理散。

7. 指头导入撬顶手法治疗尾椎骨折脱位

尾椎骨部有折脱，仆俯跪屈肛门露，指头导入准撬顶，患者即时解除痛。

8. 担顶牵引，按压舒理手法治疗胸腰椎伸直脱位

胸腰椎体伸直脱，担顶牵引头和脚，医生上下来压定，舒理脊柱附件和。

9. 过伸牵抖，斜搬手法治疗腰椎间盘突出症

腰椎间盘突出症，过伸抬高和牵引，左右斜搬来还纳，保护调理要认真。

10. 旋转顶按手法治疗腰部伤筋

腰部伤筋常见病，助手双膝来按定，医生左拇顶患部，右手颈部横抱旋。

11. 背抖手法治疗腰椎滑脱及小关节紊乱

腰椎滑脱及紊乱，抖背患者摇摆站，自动牵引突然抖，患者康复即时按。

12. 阔胸提肩按压手法治疗锁骨骨折

锁骨骨折不用愁，手掐鹰嘴往上揉，阔胸抬肩压断处，葫芦夹板定骨头。

13. 牵拉顶挂手法整复肩关节脱位

肩关节脱用顶挂，双手八指向外拉，顺势牵引力适度，两拇指盂肩上挂。

14. 跟顶拔拉手法整复各型肱骨外科颈骨折

各型外科颈骨折，跟顶拔拉顺势移，骨折移位方向异，端挤提拉顺势行。

15. 顶折手法治疗陈旧性肱骨髁上伸直型骨折

陈旧肱骨髁上折，顶折手法方最捷，务将松解做到位，再折整复效更切。

16. 单人推挤手法治疗肘关节后脱位

肘关节脱用手术，单人挤压关节部，八指横抱髁上前，双拇鹰嘴推拉度。

17. 适度牵拉回折手法治疗儿童前臂双骨折

小儿前臂双骨折，畸形紧张心慌切，适度牵拉回折法，切忌猛力来反接。

18. 牵拉五指旋转顶折手法整复桡骨下端伸直型粉碎性骨折

桡远伸直粉碎型，牵拉五指旋顶折，舒理关节及腱沟，预防后遗硬关节。

19. 牵拉顶屈挤压手法治疗腕舟骨骨折

腕舟骨在关节内，骨呈舟型容易碎，手法不当留后遗，牵拉顶屈挤压对。

20. 三一手法治疗桡骨头半脱位

桡骨小头半脱位，三一手法及时对，一压一旋一屈肘，小儿顿时不流泪。

21. 摩擦揉捏、舒筋理筋，旋转摇晃、屈伸提拉松解手法和横向叩击手法治疗陈旧性髋关节后上脱位

髋关节脱实难投，若遇陈旧更甚愁，屈拉旋摇舒理松，横向叩击粗隆头。

22. 牵拉旋内，侧掌按压手法治疗老年股骨颈外展型骨折

股颈外展型骨折，牵拉旋内用掌侧，腹股沟处来按压，加强护理防并发。

23. 牵拉旋外，侧掌按压手法治疗内收型老年股骨颈骨折

股骨内收型骨折，牵拉外旋用掌侧，腹股沟处按压定，积极护理防后遗。

24. 拔拉内旋，推挤按压手法治疗股骨粗隆顺转子间骨折

股骨粗隆顺转折，拔拉内旋抱关节，左手掌向内推挤，右掌向下按

压迫。

25. 拔拉外旋掌侧按压手法治疗股骨粗隆反转子间骨折

股骨粗隆反转折，下肢内收短缩移，助手向外向下拉，医生侧掌按压接。

26. 拔拉牵引、掌根抱挤推拉手法治疗股骨各段骨折

股骨上中下骨折，拔拉牵引力适度，切忌破口含肌肉，掌根抱挤推拉送。

27. 双人抱挤，过伸板"8"字缠绕包扎固定治疗髌骨骨折

髌骨折后过伸位，上下助手横挤对，夹板横垫放置当，八字横绕向心会。

28. 牵拉挤压捏合手法治疗胫腓骨干骨折

胫腓骨折易粉碎，牵拉力度实为贵，双手挤压轻捏合，破坏血运则残废。

29. 拔拉五趾抱踝回顶手法治疗三踝骨折

三踝骨折实好发，牵拉五趾来拔拉，双手抱踝回折顶，舒理肌腱关节拿。

30. 牵拉对压掌根抱挤手法治疗跟骨骨折

跟骨纵破实为多，牵拉挤压来对合，预防力轻留残废，掌根横抱莫错过。

31. 板拉手法加软夹板棉垫固定婴儿踝跖部背屈症

婴儿月内足怪状，全家急乱心发慌，有单有双足背屈，紧贴胫前无主张，求医查无损伤史，更无先天畸形状，查阅教材和资料，又从理论到临床。尚无先例来报道，更无成例可鉴别，李老抓病因和病机，创新扳位手法良。

32. 半直半曲拇指挤压手法整复髌骨外上脱位

髌骨外上脱少见，疼痛难当苦堪言，使膝半伸来半屈，拇指推挤手法灵。

33. 外翻外旋双拇推挤手法治疗骰骨脱位

骰骨脱位更难见，左抱踝跟右足背，外翻外旋力度稳，双拇推挤方向准。

第二节

九式小夹板固定法

（1）棉椎垫固定鼻骨骨折。

（2）葫芦型软夹板加顺"8"字缠绕固定锁骨骨折。

（3）软夹板加纵形压垫绷带缠绕固定胸腰椎压缩性骨折。

（4）软夹板加绷带缠绕固定治疗肋骨骨折。

（5）超肩并节加蘑菇头四块小夹板固定方法治疗肱骨外科颈，解剖颈，肱骨上段骨折。

（6）超肘关节夹板方法治疗肱骨髁上髁间骨折。

（7）外展板固定方法治疗腕舟骨骨折。

（8）软夹板固定方法治疗掌部各型骨折。

（9）软夹板固定方法治疗踝跖部各类骨折。

第三节

治伤按摩十二法

这套"治伤按摩十二法"是经李志沧传统中医正骨术第四代传人李志沧 60 余年来，长期大量的临床实践，集祖传与各家之长于一体，总结发展运用于伤科临床的。由于这套"治伤按摩十二法"在医疗上具有特殊的治疗作用，而且经济简便，疗效卓著，深受广大伤患者的欢迎和信赖。

1. 抚摩法

手法：用单手操作，以手掌或指掌贴放在皮肤上，轻轻地作来回直线形的、或圆形的、或螺旋形的抚摩动作。

要领：松肩，肘关节微屈，腕部作持伸位，五指自然稍稍分开，用全掌或指腹轻轻放在患部的皮肤上，摩动时发力在肩，由肩而肘而手，摩动时手不离开皮肤，动作要灵活，轻缓，而柔和，使被按摩者有舒松的感觉，而这种感觉仅仅局限在被按摩区域的皮肤上，抚摩的力量要均匀，抚摩的速度可快可慢，应视病情的需要灵活应用，慢的每分钟 50—70 次，快的每分钟可达 150 次。

作用：抚摩法能使皮肤表层的衰老细胞脱落，改善皮脂腺和汗腺的功能，恢复皮肤敏感性，缓解肌肉疼痛和紧张状态，有助于局部消肿止痛和消除麻木。

应用：在按摩的开始和结束都用此手法，适用于全身各部分，可视部位大小不同而选择手形。在较大部位，可用全掌或四指指腹抚摩；在较小部位，则可用拇指指腹操作。新伤第一二天或骨折后在骨痂形成之前，就只用抚摩。长时间包扎后，肌肉萎缩，感觉迟钝或麻痹，最适宜做这种抚摩，对表面皮肤的新陈代谢、消除皮下瘀血、止痒止痛方面，都有显著的效果。

2. 揉捏法

手法：用手掌自然伸开，四指并拢，拇指外展，手成钳形，将掌心和各指紧贴于皮肤上，五指和掌心齐用力，作不移动的揉捏，或直线形向前移动的揉捏，或螺旋形向前移动的揉捏，揉捏到一定的距离时，手掌不离开皮肤迅速抽回，如此反复进行。

要领：揉捏用力在手指和掌心上，动作要圆滑，力量大而深时，可达于骨面，应视病情的需要，掌握用力的轻重。在操作上，有揉捏的动作，拇指圆形的动作很明显，捏是五指一齐用力的动作，捏和揉的动作是同时发生的。

作用：揉捏法可使深部组织、血管和神经均受到良好的刺激，能松解深部的肌肉、肌腱、关节和韧带粘连，通经活血，使深部组织新陈代谢旺盛，是消除疼痛、胀麻和散瘀的有效手法。

应用：揉捏手法多用于肌肉劳损、风湿性和陈旧性损伤，瘀血迟迟不散，凝滞久不宣通，软组织内有硬块、硬条样病变，关节伤后肌腱和韧带紧缩、粗硬等病例。无论伤在四肢、关节或腰背部，均可用此法。

3. 推拿法

手法：手掌自然伸开，四指并拢，拇指外展，手成钳形，以手的掌根和小鱼际肌侧紧贴于皮肤上，作直线向前推拿，在脊柱上，用两拇指成八字形，沿脊柱两侧推拿。

要领：推拿腰痛时，最好取弓箭步姿势，要求扎根在足，发劲在腿，主宰在腰，形于手指。操作时，沉肩、垂肘、塌腕，手紧贴皮肤，有节奏地作一推一拿，或不间断的推拿同时并举，缓缓向前推动，推动时不宜过快过猛。推拿进行时，在脊柱上推拿的方向是由上而下，分别在左右两侧进行。要求动作柔和轻缓。

作用：推拿法有消散积气、散发瘀血、舒筋活血、消肿止痛的作用。

应用：常用于腰部疼痛，消除四肢肌肉疼痛和瘀血肿胀等症。

4. 摇晃法

手法：一手握肩关节近端肢体，另一手握着关节远端肢体，作回旋转动或屈伸运动。临床上多应用在四肢的主要关节，如手指及指关节、腕关节、肩关节、颈部关节、髋关节、膝关节、踝关节等等。

要领：是以关节功能活动的最大范围，作伸屈旋转的摇晃动作，活动同时由小渐大，一般而言，不能超过其生理活动范围，动作定要和缓有律。其主要作用于松解关节滑膜、韧带、关节囊的粘连和皱缩，灵活关节，尤其是关节的功能障碍、强硬等情况下，用此手法极其有益于关节功能的恢复。

应用：主要运用于四肢关节，但根据关节活动范围，作不同幅度的摇晃，不可用力过猛。一般的关节酸软痛、陈旧性损伤和功能障碍等都可用。但损伤重者或刚伤后不能用，尤其是撕裂伤、关节附近骨折和关节脱位等更不能使用。颈部的摇晃，最后的扳动手法，始终是向患侧扳。膝关节的摇晃，如伤在膝外侧，则向内摇晃，反之则向外摇晃。

5. 牵抖法

手法：上肢腕部、肘部、肩部的牵抖，下肢作髋部关节的牵抖，都是固定关节面，医生握肢体远端作轻轻牵抖肢体。

腰部的牵抖是医生和患者相互背对背、肘挽肘地由医生背起来，医生的臀部抵在患者的腰部，作左右摇摆晃动后的上下牵抖。另一种腰部牵抖法是让患者俯卧，双手上举握固按摩床前沿，医生站于足端，双手握小腿下端部，在牵拉下作上下抖动。

要领：患者被牵抖的关节要充分放松，肌肉松弛，医生用巧劲而不用猛力，牵抖的幅度渐增，不使其有难受的感觉。

作用：牵抖能松弛肢体肌肉骨节，加宽椎间隙，有利于椎间盘突出物的还纳和解脱小关节突移错，缓解伤处所引起的关节功能障碍，适用于四肢、腰部及髋关节，常与摇晃手法一道应用，方取得良好的效果。

6. 叩击法

手法：叩击法是用手指尖或握成空拳叩击肌肉的一种按摩手法。根据手形的不同，可分为以下 4 种叩击方法。①空拳盖击：各指向掌心屈曲，呈空拳状，以各指中节指背和掌根部叩击肌肉。②空拳竖击：以手握成空拳状，与叩击手法相似，但在叩击肌肉时，是以手之侧方锤击，与肌肉接触面较空拳盖击小，振动较深而重。③指尖叩击：以各指略为分开，并微屈手指指关节，用指尖叩击。④拍击：以手指或手掌在肢体上作有节律的轻轻拍击动作，用单手或双手操作均可。

要领：空拳盖击和空拳竖击多以双手进行，指尖叩击和拍击则常用单手操作。手动作应轻松，协调，并有节奏，手腕应灵活而不僵硬，手法力量要均匀，由轻到重，不可用猛力，快慢要适中。空拳盖击、指关节叩击和掌拍击发力在腕，空拳竖击发力在肘。拍击和指关叩击手法宜轻。

作用：叩击手法能使肌肉受到较大振动，有兴奋肌纤维、神经的作用。消除因伤而引起的瘀血凝滞，促使血液循环畅通，消除疲劳、酸胀和神经麻木。

应用：腰部、臂部、腿部等肌肉肥厚的区域多应用空拳盖击、竖拳锤击，胸部用拍击，头部用指尖叩击。

7. 按压法

手法：用掌根或掌心紧紧地贴在肌肤上，用较大的力量向下按压，用单手或双手重叠操作。

要领：医生躯干稍向前倾，沉肩，垂肘，充分塌腕，手紧紧按贴在皮肤上，用力由轻到重，逐渐增加，需要时可借按摩者的体重，施压于患部。按压频率有两种，一种是慢速间断法，频率较慢，力要足，有间歇，每分钟做 20 次，重复次数不宜过多，每次做 1 分钟即足。另一种是快速连贯法，发力连贯，频率快，每秒 2—3 次，持续 30 秒—1 分钟，力达深部。此外，还可用双手重叠，紧紧贴腰部，作较大幅度来回按压，能促使小关节和骨骼的还位。

应用：多适用于腰部外伤，如腰椎间盘突出、膨出，小关节及椎体附件移位，以及骶髂关节错缝等病例。

8. 点揉法

手法：点即点压穴位之意，是医生用左手或右手拇指指尖点，压在人体的治疗穴位或经络上作圆形或螺形的点揉。

要领：点揉时手指不能离开接触的穴位深部或经络。力量应轻缓而均匀，慢慢加力点揉在穴位深部，使该处的皮下组织随手拇指尖腹的旋揉而滑动。点揉时要使患者感到胀痛而舒适。

作用：点揉法具有刺激穴位、舒通经络、散凝消肿、行气止痛等作用。

应用：多应用于关节韧带伤后中后期、肌肉劳损、软组织损伤、头痛、腹胀气等。

9. 滚推法

手法：医生手指指掌关节（2—5）屈曲，以第5指掌关节背侧面为中心，放压在被按摩的肌肤部位上。以腕关节带动2—5指掌关节，有节律地向外翻，这样翻动1次，指掌关节的背侧就在被按摩的部位上滚荡向前推动1次，指掌关节打开1次。施力点放在指掌关节的背侧面。

要领：滚推腰背时医生最好取弓箭步姿势。要求扎根在足，发劲在腕，施力在指掌关节背侧，操作时，弓箭步桩要移，肩要沉，肘要垂，腕要有节律的外翻，做到外翻圆滑，滚推有力，手背紧贴皮肤有节奏地作间断的一滚一推，缓缓向前推动。如此重复进行。

作用：滚推法具有活血祛瘀、舒筋通络、消肿止痛、化瘀散积的作用。

应用：多适用于颈肩腰腿的劳损性疾病和退行性病变。

10. 松解法

手法： 松解手法是医生施用一些使患者因病因伤后关节僵硬、韧带粘连达到松解康复的一种手法。此手法是医生或助手一手握着关节近端肢体，另一手握着关节远端肢体，作左旋转、右旋转、或屈关节、伸关节或适当拔伸等运动。

要领： 以关节功能活动最大范围，作伸屈旋转等动作，活动幅度由小渐大，活动力度是由轻到重。一般来说，不能超过其生理活动范围。动作一定要和缓有律，循痛渐进，逐渐加大，切不可使用猛力暴力，以免造成新的损伤。

作用： 主要是松解骨节脱位，陈旧性损伤后期的韧带粘连，关节僵硬，关节滑膜、关节囊的粘连和皱褶。尤其是在关节功能障碍、僵硬等情况下，用此松解手法灵活关节，极其有益于关节功能的恢复。

应用： 一般多应用于四肢关节，陈旧性损伤和功能障碍等。

11. 舒理法

手法： 舒是舒通、舒导，理是理顺、舒理之意。本手法主要用医生的大拇指的指尖或指腹，在骨折整复复位及关节脱位复位后，关节面及关节远、近段的肌肉、肌腱、韧带的舒理。颈、背、腰部的舒理则是以医生的拇指尖、或拇指腹、与食指屈曲后的第一指间关节配合，拇指尖腹在伤部的大小关节、附件及关节周围的肌肉、韧带、肌腱等，作从上到下顺行舒理。

要领： 依不同部位，采用适合的手形。根据具体情况，力量可轻可重，频率可快可慢，组织受力可深可浅。

作用： 舒理法能消除损伤引起的瘀积肿胀，气血凝滞，肌肉韧带、肌腱、腱沟的紊乱和粘连。可促进血液、淋巴畅通，缓和强手法的刺激和减轻疼痛等的作用。

应用： 多应用于腕踝关节和颈背腰部等部位。

12. 侧击法

手法：侧击法是医生用单手或双手各指伸直，并自然地微微分开，以手的掌侧为主（小指侧）叩击患部。

要领：手法动作应轻松协调，并有节奏，手腕应灵活而不僵硬。手法力量要均匀，由轻到重，不可用猛力。快慢要适中。发力在肘，作力在指。此法能使患部的肌肉、韧带、关节、神经、血管、经络、穴位等受到较大振动。

作用：侧击法有兴奋肌纤维、神经的作用，能消除因伤而引起的瘀血凝滞，可促使血液循环畅通，消除疲劳、酸胀麻木，松解韧带粘连、关节僵硬等作用。

应用：临床多应用在颈肩腰背臀腿部等。

第四节

手法治疗举隅

一、拔拉旋转手法整复治疗双侧髋关节全脱位

髋关节是人体最大的关节。临床中，单侧髋关节脱位者多见，双侧髋关节脱位者，实属少见。李老曾收治了 3 例。2 例是直接抬送李老所在医院，1 例是急诊收治入院。住院部决定开刀手术治疗。因患者及家属不愿手术而求诊李老所在科室。3 例中，2 例是在水利建设工程中大面积泥土滑坡淹没土中，1 例是土墙倒塌压埋中，直接暴力所致的双侧髋关节部损伤。3 例发病均经 X 线片摄盆腔包双侧髋关节正平片，再结合临床，确诊"双侧髋关节后上全脱位"。由于就诊及时，3 例都未经麻醉，就在门诊上，李老将患者仰卧于地上，嘱助手甲稳压住头肩上肢部，助手乙双手紧压住双侧髂前上棘勿使动摇，李老跨骑在伤者双下肢，用双手掌指紧握左侧膝关节，由轻至重用力向上拔拉的同时，将股骨向右旋转，此时即可听到和触感到股骨头入位"咯咚"的声响，左侧手法整复复位成功。李老即放下左下肢，将右下肢施行同样手法成功后，放下右下肢，再作双腿伸直，对比双腿长短度无误，嘱患者休息调理 1—2 周方告痊愈。

二、李氏正骨术松解手法治疗肩关节周围炎

肩关节周围炎（简称肩周炎），传统中医称之为漏肩风、冻结肩、肩

凝症等，属中医痹证范畴。本病由于好发在50岁上下的中老年人，故又名五十肩、老年肩。这是中老年的一种常见病、多发病。一般认为，肩周炎是肩部周围组织的慢性炎症和劳损，继后发生广泛的退行性病变和粘连。李老在大量的临床中，采用以李氏正骨松解手法和李氏正骨术方中的舒筋酒、风湿灵丹治疗本病，收到满意疗效。现作如下介绍。

1. 李氏正骨松解手法

（1）用李氏正骨秘方中的舒筋药酒，在患部作大面积反复的药酒揉擦，使药酒渗透在组织深部。

（2）松解手法、抚摩手法：医生用全掌或指腹贴在皮肤上，轻轻地作来回直线形的或圆形的或螺旋形的抚摩动作3—5分钟，有缓解肌肉紧张状态、局部消肿止痛、消除麻木等作用。

（3）揉捏手法：医生手握患者前臂使其外展，一手成钳形，将掌心和各指紧贴于皮肤上，五指和掌心齐用力。在患肩作不移动或直线形或螺旋形向前移动的反复揉捏3—5分钟，颈部、臂部的经穴揉捏亦同时在此手法完成。此法可使深部组织、血管和神经受到良好的刺激，能松解深部的肌肉、肌腱、关节和韧带的粘连，是消除疼痛胀麻和散瘀的有效手法。

（4）滚推手法：医生一手握前臂使患肢外展，一手掌指呈半屈曲状。以第五掌指关节为中心作力点，紧贴患部来回向前反复滚推3—5分钟，有使肌肉、韧带和关节松解的作用。

（5）摇晃手法：医生一手握患肢肘部，使手臂伸直，一手按着近侧肩头以固定，作肩臂的环绕旋转运动3—5分钟，对松解关节滑膜、韧带、关节囊的粘连起重要作用。但对关节僵硬、严重的冻结肩患者，应循序渐进地作不同幅度的摇晃手法，切不可强力扳拉，以免造成再度损伤而形成新的粘连。

（6）抖动手法：医生一手按肩峰部加以固定，一手握患肢的手向下牵直，作轻轻抖动肢体2分钟左右。另一种抖动手法是医生双手握患手掌大小鱼际，使其外展姿势，轻轻抖动2分钟左右，使肌肉、肌腱、关节、肢体松弛，以缓解关节的功能障碍。

（7）掌侧击手法：医生一手握腕部使患肢外展，另一手各指伸直，并自然地微微分开。用手指掌侧击颈背、肩及上臂反复3—5分钟，能使肌肉关节受到较大振动。此法有兴奋肌纤维神经的作用，亦可解除肌肉、肌腱、关节的粘连瘀滞，促进血液循环畅通的作用。

（8）搓摩手法：医生两手掌自然伸开，五指并拢，对合着紧贴在患者皮肤上，从肩关节至上臂，相对用力，方向相反，来回搓动关节肌肉3—5分钟。动作轻快协调，双手用力均匀连贯。

以上各种手法的施用，应根据患者的体质强弱、病程的轻重缓急，因人而异，灵活运用，对症而施。每日推拿1次，每次30—40分钟为宜。10次为1个疗程。

2.李氏内服方药 内服李氏正骨秘方中的"风湿灵丹"。方药组成：防风20g、桂枝15g、白芍20g、炙甘草10g、黄芪30g、当归30g、川芎20g、五加皮20g、萆薢20g、熟地30g、白术20g、独活10g、秦艽15g、北细辛6g。服用方法：水煎浓熬，饭后日三服，连服1个疗程。

3.康复指导

指导患者，充分发挥主观能动作用，积极适当的功能训练。一是全身性运动，如打太极拳、慢跑、做肩周炎操等。二是有目的地活动肩关节。要鼓励患者带着一定的痛苦去进行，如患肢扒壁、拉吊绳，肩关节向前、向后旋转，外展抬举，内收后伸等各个方位的锻炼。三是持之以恒地坚持训练下去，不能护痛不动或无效的活动。

【讨论】肩周炎为中老年人的常见病、多发病。由于中年以后气血渐衰，风寒湿邪容易侵入，经络阻滞，不通则痛。气血不和，筋失所养，关节不利，屈不能伸，故临床表现为肩部疼痛，肌肉挛缩，周围组织、关节活动功能受限或障碍，给工作和学习带来极大影响。对本病的治疗，往往病程较长，而且反复发作。李老于临床中，灵活施以李氏传统中医正骨术中的"松解手法""外擦舒筋药酒""内服风湿灵丹"等运用，再建议患者进行积极适当的功能锻炼。李氏正骨术松解手法的运用能使皮肤肌肉毛细血管扩张，血液循环得以改善，增进皮肤肌肉的张力和弹性，解除挛缩与疼痛，通过不同的手法使韧带的粘连得以松解，关节的障碍得以排除，从而增大关节的活动幅度，功能活动得到良好的恢复。

李氏正骨秘方内服外擦方药的灵活施用，体现了《正体类要》中"肢体损于外，则气血伤于内，营卫有所不贯，脏腑由之不和，岂可纯任手法，而不求之脉理，审其虚实，以施补泻哉"古训的重要性。李老在临床中，视其病情轻重、体质强弱，采用舒筋药酒的外擦和风湿灵丹的内服方药，具有滋补肝肾、健运脾胃、调补气血、温通经络、驱除风寒的作用，从而达到气血调和、经脉畅通、关节通利，减少痛苦，缩短疗程，提高疗效的良好作用。

积极主动地坚持有效的功能锻炼，是治疗肩周炎的有效措施。医患必须协作，在整个治疗过程中，医生务必调动患者的主观能动作用，在医生的正确指导下，持之以恒地刻苦训练，以促进功能尽早恢复。

三、陈旧性脱位骨折治疗

李老所在地区由于贫穷落后，特别是一些偏远地区，缺医少药的深山乡村里，既缺钱，更缺技术。当地群众有伤有病不能及时治疗，一拖再拖，一误再误，轻伤延误成重伤，新鲜骨折脱位延误为陈旧性骨折脱位。于是广大农村的偏远山区里以及周边区县，求诊到李老处的伤患者，仅1990年12月至1992年12月两年门诊的不全统计就有8例陈旧性肩关节脱位并肱骨大结节骨折，20余例陈旧性桡骨远端伸直型骨折，16例小儿肱骨髁上陈旧性伸直型骨折。仅从几种陈旧性骨折脱位，即可看出李老当时的工作量和各种病症的复杂。

现详细介绍8例陈旧性肩关节脱位并肱骨大结节骨折的治疗情况。李老采用顺理肌腱、牵抖摇晃、旋转屈伸、内收外展等松解手法治疗。本组病例，从1991年1月至1992年12月，有男性4例、女性4例，年龄最大者 59 岁，最小者为 18 岁。左侧 5 例，右侧 3 例。病程最长者 42 天，最短 21 天。诊断标准：有明显的受伤史，损伤时间均在 3 周以上，临床检查具备肩关节前脱位、骨折特征，无神经、血管损伤现象。X 线片均报告为肩关节前脱位并发陈旧性肱骨大结节骨折。但无明显骨质疏松、关节内处无骨化。

【治疗方法】本组患者 8 例，治疗均在氯氨酮静脉注射麻醉下进行。

第一步：整复手法：施以李氏传统中医正骨术中的"松解粘连"为其首务，遵照"欲全先离，离而复合"的原则。患者仰卧位麻醉后，助手甲、乙分别稳压住患者头肩部，李老用李氏正骨术秘方"接骨舒筋酒"，在整复肩关节及前后的大部分区域作大面积揉擦抚摩，按摩揉捏，舒筋推拿，顺理肌腱，并由轻到重地将患肢作反复牵抖摇晃、旋转屈伸、内收外展，使关节活动范围逐渐加大。松解手法应循序渐进，切忌强力粗暴搬拉。在有效松解手法进行到一定程度，即可听到和触感到关节及其周围机化粘连不断撕脱和松解的声响，松解手法方告成功。后用李氏传统中医正骨术中的"牵拉顶推手法"整复肩关节的前脱位并肱骨大结节骨折。值得注意的是，这样陈旧性脱位和骨折，当入臼时，没有明显咕咚的声响。这就需要医生临床熟练掌握和拍摄 X 线片辅助诊断。

第二步：施以李氏正骨秘方中"接骨舒筋汤"内服。方药组成：接骨木 30g、黄芪 30g、续断 20g、当归 30g、川芎 20g、田三七 15g、木香 15g、杜仲 20g、五加皮 20g、海桐皮 20g、骨碎补 20g、苏木 15g、川牛膝 15g、桂枝 15g、碎蛇 15g。服用方法：水煎浓熬，饭前日三服，连服 1 个疗程。局部外用"接骨续筋药膏"包敷肩关节。每 2 日换敷包扎 1 次。连续包敷 1 个疗程。

第三步：内服李氏正骨秘方中的"滋补肝肾汤"。方药组成：黄精 30g、熟地 30g、肉苁蓉 20g、枣皮 20g、怀山药 20g、丹皮 15g、泽漆 20g、茯苓 20g、黄芪 30g、白术 20g、当归 30g、川芎 15g、五加皮 20g、桂枝 10g。水煎浓熬，饭前日三服，连服 1 个疗程。每日在局部用接骨舒筋药酒大面积地反复揉擦 2 次。被动地每日以舒筋推拿、顺理肌腱、搽推揉捏、牵抖摇晃等手法推拿按摩 2 次。并鼓励患者积极适当地作肩关节旋前旋后、内收外展、后伸抬举等各个方位的运动锻炼。

【讨论】本组 8 例陈旧性肩关节前脱位合并肱骨大结节骨折，均在伤后 3—6 周内就诊。大多数医生认为应选择手术方为可靠。但李老大胆运用手法取胜，主要在于有扎实的基本功和过硬的医疗技术。本组病例的治疗，不在于关节的复位。归位的重点在于松解手法成功有效的运用。本组病例难度更大的是各种骨折、脱位治疗后，关节功能的恢复，否则就会失去治疗的意义。因此对本组病例的治疗，始终贯穿以松解手法为重点，尽早尽快尽好地恢复肩关节正常活动功能。

【治疗结果】本组 8 例陈旧性肩关节脱位并肱骨大结节骨折，均经 5—6 周的有效治疗后，X 线片显示：关节脱位全复，大结节骨折块已愈合。肩关节的功能完全恢复，分别在 5—6 周内治愈而出院。

四、撬顶推压手法治疗鼻骨骨折

鼻部骨折，临床较少见，李老在 20 世纪 90 年代初的 1991—1992 年的两年间，注意收集了 10 例鼻骨骨折患者。

【临床资料】本组患者 10 例，性别全是男性，年龄均在 18—38 岁的青壮年之间。病位：伤在左侧者 9 例，右侧者 1 例。病程：本组 10 例，均在伤后 24 小时内就诊。职业：工人 6 例，农民 2 例，学生 1 例。

【临床表现】单侧鼻骨骨折均有塌陷偏歪畸形；有不同程度的呼吸受阻或呼吸不畅。头昏痛、低热、鼻道出血。眼面部肿胀、瘀斑、疼痛等症。本组 10 例，均经 X 线片摄头面颅部正位和左右侧位片，显示单侧或双侧鼻骨骨折。手法复位后摄 X 线片，显示鼻骨骨折已复位。

【治疗方法】遵李氏传统中医正骨术中的"撬顶推压手法治疗鼻骨骨折"。治疗工具：竹签 1 根（竹筷子亦可），长约 25cm，粗约 0.5cm，将竹签的一端削减约 0.02cm 精细，用脱脂药棉缠裹一层在竹签尖段备用。用脱脂药棉裹成约 5cm 长，尖小头大的棉锥垫备用。用普鲁卡因肾上腺注射液 2ml3 支。1 支浸湿在竹签尖段的药棉上，用 2 支浸湿在棉椎垫上备用，有止血止痛的功效。

复位手法：单侧骨折：以左侧为例，患者取仰卧位，助手用双手掌指稳压固定头部勿使动摇。医生左手拇食指稳压住患者鼻部，右手紧握住竹签中段，将竹签的尖端插进左侧鼻骨塌陷的骨折部，轻轻用力将塌陷破折的骨折块向上撬顶，此时即可听到和触感到骨折块复位的声响，鼻部的塌陷偏歪明显矫正，手法复位方告成功。随即将竹签退出，用备好的棉椎垫塞进鼻道加以固定。2 天换棉椎垫 1 次。

双侧骨折：现以右侧塌陷、左侧凸出为例，除与单侧手法固定外，在复位的同时，用左手拇指的指腹将左侧凸出的骨折块向右侧轻轻挤压，指腹下即感到和听到骨折块复位的声响。右侧的塌陷、左侧的凸出偏歪畸形得以矫正，手法复位成功后，乃用棉椎垫固定右侧鼻道，再用 8cm 长、2cm 宽的医用胶布以鼻梁脊为中心，横形地加以固定，2 天换棉椎垫 1 次，1—2 周即可除去固定。

第二步：内服李氏正骨秘方中的"损伤逐瘀汤"。方药组成：当归尾 20g、川芎 20g、桃仁 20g、红花 15g、生地 20g、赤芍 20g、泽兰 20g、栀子 20g、丹皮 15g、辛夷 15g、苍耳子 15g、甘草 10g、大黄 10g、黄柏 15g。服用方法：水煎浓熬，饭后日三服，连服 1 个疗程，配合内服"跳骨丹"，服用方法：每晚睡前吞服 2g，连服 7 天。

【治疗结果】本组 10 例，经以上方法 2 周的治疗后，鼻部塌陷凸出偏歪畸形均已矫正，呼吸畅通，局部瘀斑、肿胀、疼痛全部消失。经 X 线摄鼻部正侧位或左右侧位片示：骨折块对位良好。10 例全部治愈，治愈率 100%。

【典型病例】

案 1 邓某某，男，20 岁。1992 年 4 月 27 日与他人发生纠纷，被对方一拳击中左侧鼻部，当即鼻道出血。家属送来诊所就诊。查：患者左侧鼻骨塌陷畸形，呼吸不畅，鼻部及两侧眼眶瘀肿疼痛明显。经医院 X 线摄鼻部侧位片显示：左侧鼻骨骨折，折块向下塌陷移位。

结合临床诊断为左侧鼻骨骨折。治疗方法：用李氏传统中医正骨术中的"撬顶推压手法"复位，正骨九式中的"椎垫固定方法治疗鼻骨骨折"固定。12 天后切除固定，症状全部消失。经本院摄 X 线片显示：左侧鼻骨骨折已复位，其余（—）。1 个月后随访。患者治愈后即参加体力劳动，无不良反应，一切恢复正常。

案 2　华某某，男，23 岁。1992 年 10 月 13 日被人打伤头鼻部，扶送李老所在医院救治，门诊以头面外伤收治入院。查：患者鼻道出血，左侧塌陷，右侧凸出偏歪畸形，呼吸不畅，鼻颌部及双侧眼眶大面积瘀斑肿胀，疼痛明显，头昏头痛，低热于 10 月 14 日经某院 X 线摄鼻部左右侧侧位片显示：双侧鼻骨骨折。左侧骨折块向下塌陷，右侧折块向左凸出移位。余（—），结合临床诊断：双侧鼻骨骨折。治疗方法：用李氏传统中医正骨术中的"撬顶推压手法"整复复位后，再用李氏正骨九式中的"椎垫固定法"，经固定治疗 2 周，复查外观无畸形，呼吸畅通，瘀斑肿痛症状消失。住院 18 天，于 1992 年 10 月 31 日治愈出院。于 1993 年 2 月、4 月 2 次随访观察，患者无不良反应，上班、工作如常。

【讨论】鼻骨骨折，从理论到临床均少有报道，治疗上无具体手法和成例可鉴。李老长期在基层有着大量的临床实践，在 2 年的时间里注意收集了 10 例，现讨论如下。

本组 10 例，均皆打架、斗殴、拳击冲撞等直接暴力所致。好发年龄：以 18—38 岁之间的青壮年为多见。好发部位：均发生在左侧，仅 2 例发生在双侧。好发性别：均为男性。

治疗手法：采用李氏传统中医正骨术中的"撬顶推压手法"。此法是李老的老祖辈在长期大量的临床实践中慢慢摸索出来的最简单快捷、最原始方便、最有效的一种复位方法和复位工具，一直传承到李老他们这一代。临床运用起来，不但疗效好、痛苦小，经济简便，不花一分钱，可就地取材，对骨折的恢复也很好，这是多么宝贵的财富。

固定方法：本组 10 例，均施用李氏传统中医正骨术九式中的"棉椎

垫固定"治疗鼻骨骨折的方法。由于鼻部、面部的毛细血管表浅，易出血，李老在临床运用中，加用一点止血止痛的普鲁卡因肾上腺素液在棉椎垫上，直插鼻道。这可避免复位后的骨折块再次塌陷移位，起到合理有效的固定作用。

因受暴力过大，临床形成一凹一凸偏歪畸形的双侧鼻骨骨折。李老灵活运用李氏传统中医正骨术中的"撬顶挤压手法"复位和正骨九式"椎垫固定治疗"外，对凸出折块采用医用胶布沾压固定也可灵活有效运用。

由于鼻面部血管丰富并处于表浅位置，受直接暴力的冲击和损伤后，容易导致局部的瘀血、瘀斑、肿胀疼痛十分明显。临床中必须内服李氏正骨秘方中的"损伤逐瘀汤"，采用大剂量的活血化瘀、消肿逐热、通窍止痛，并运用李氏正骨秘方中的"跳骨丹"以促进瘀散肿消、痛止骨愈。

第五章

验案撷英

一、股骨颈骨折

案1 李某，男，74岁，住老干休所。于1990年4月10日跌伤左腿，即送地区医院收治入院。经X线片（片号：5398）显示：左股骨颈基底部骨折，向上移位3cm。通过牵引抗炎对症治疗17天后无效，经会诊：因患者全身情况较差，决定转重庆上级医院行置换股骨头手术治疗。患者及家属不愿意开刀，由于李某是地委离休老干部，需经请示地委领导，当时地委姜书记、罗部长听后立即建议：几个月前从丰都调来老年大学医务室的医生是中医骨科，这位医生骨科很厉害，请他先来看看再说。于是干休所负责人和家属一道专车来到老年大学医务室，请李老出诊干休所。

李老去后见患者仰卧在床，面容憔悴，十分痛苦，时有呻吟，左下肢明显外翻短缩畸形，左侧髋部及腹股沟大部瘀血肿胀、触压刺痛，左下肢功能丧失。患者全身情况较差，有高血压、高脂血症、冠心病等基础病，平时食纳差、大便秘。检查结束后，李老给大家讲了李氏传统中医正骨术的特点和治疗方案，即不用开刀，采取李氏传统中医正骨术的手法治疗，痛苦小，花钱少，更免去车船折磨之苦。患者和家属及在场的领导都十分高兴，大家都一致同意。李老当即在患者家里的床上给予治疗。

【治疗过程】

第一步，手法整复。原则：少损伤或不损伤，更不能加重损伤，要灵活轻巧准确地施以牵拉旋内、掌侧按压手法整复复位。患者取仰卧位，助手甲用双手掌指稳压住双侧髂前上棘勿使动摇，助手乙左手掌指握住患肢膝内侧，右手掌指握住患肢外踝跟部，逐渐轻轻用力将患肢外展旋内牵拉，李老位于患者左侧，用左手穿过患者大腿横抱大腿斜向上方拔拉的同时，右手侧掌在患者骨折部向上移位处准确轻巧地按压使其复位。此时即可听到或触感到复位声响，手法整复方告成功。

第二步，牵引。助手乙在维持外展稍旋内牵引姿势下，随即将患腿伸直与好腿作长短对比度后进行牵引。在患腿上捆上托式皮牵引，重量维持在体重的八分之一，将患腿远端垫高30°，外展30°，旋内保持牵引。

第三步，中医早、中、晚三期辨证内外用药。内服药，血府逐瘀汤加味：当归尾20g、川芎20g、桃仁20g、红花15g、柴胡15g、生地20g、枳壳20g、赤芍20g、牛膝20g、大黄10g、栀子15g、甘草10g，连服5剂。血府逐瘀汤加味既解决瘀血肿胀疼痛，又解决老年便秘，可平稳血压。再配以内服跳骨丹，每晚睡前6g，连服7天。局部外用损伤酒揉擦和化瘀消肿膏贴敷，2日出诊换药1次。

第四步，功能活动。早期作患肢远端踝趾部的屈伸活动，双侧上肢和右侧下肢随时加强屈伸运动。加大护理，经常擦洗，保持整洁。

经第一疗程1—2周的治疗，患者自觉好转，局部肿胀疼痛消退，大便保持通畅，血压稳定在正常范围内。但由于长期牵引卧床，食纳休息较差。进入第二疗程，治疗以接骨续筋、调和营卫、健运脾胃的复元汤加味内服外治的方药后，患者食纳增，休息好，骨折部位及全身情况都较好。李老鼓励患者加大加强功能活动锻炼，尽一切努力来充分调动自身体内的免疫能力、抗病能力、骨折的修复愈合能力，尽早尽快地使骨折愈合和功能恢复。经过第三疗程6周后的治疗，解除皮牵引后，患者精神面貌及全身情况良好，骨折部位无压痛及纵向叩击痛，指导患者作起坐抬举双下肢、纵向用力的运动。李老在患腿用接骨续筋药酒大量揉擦、舒筋理筋推拿按摩后，并逐渐让患者辅以他人的帮助下床站立、原地踏步和扶拐行走等功能锻炼。

1990年6月25日，患者经地区医院摄盆骨包双髋正平片（片号5398）显示：左股骨颈基底部骨折，骨折线模糊，对位对线良好，患者骨折愈合，身体康复。

案2　孙某某，女，74岁，退休工人。患者于1994年6月2日，因车祸致重伤，即送某职工医院抢救，拍摄 X 线片（片号 91721）显示：右股骨颈骨折，右髂骨翼骨折，坐耻骨支粉碎性骨折。经治疗 1 周，骨折无法处理，于 1994 年 6 月 10 日转送李老处。

查体：患者强迫体位，消瘦，面色无华，痛苦面容，整个盆腔及右下肢不能动弹，瘀血肿胀疼痛，右下肢外翻短缩 3cm，触压刺痛，活动功能丧失，脉象细数，少气懒言，全身一派虚衰，结合某职工医院带来的 X 线片等综合诊断：①右股骨颈头下型骨折。②右坐耻骨支粉碎骨折。③右盆骨、髂骨翼骨折。④全身性虚衰。收治入院后，根据伤情，以先重后轻的原则。

【治疗过程】

第一步：首选李氏传统正骨术中的"牵拉旋内侧掌按压手法"治疗老年股骨颈头下外展型骨折。患者仰卧位，由于形体消瘦，未选用麻醉，助手双手掌指稳压位双侧髂前上棘，助手乙双手掌指分别握住患侧小腿的上端及踝部作轻轻用力向下旋内牵引。李老右手掌指穿过大腿下段，横抱抬高患腿向下拔拉的同时，左手以侧掌按压的手法使骨折得以归位。在整个复位过程中，手法以和缓、轻柔、灵活准确中得以施行。治疗过程真正体现了李氏传统中医正骨术中以少损伤或不损伤，更不能加重损伤的手法整复复位的优越性。

第二步：整复坐骨支、耻骨支及髂骨翼的骨折。患者在仰卧体位下，助手甲用双手掌指分别稳压住髂前上棘，助手乙双掌手指分别紧握患侧小腿的上端及踝部轻轻向下拔拉，李老左手全掌放在髂骨翼骨折处向左侧按压以达复平。接下来用右手掌按压耻骨支以达突者复平。手法整复方告成功。打上套托式皮牵引，外敷李氏正骨秘方中的损伤膏，贴敷 3 日敷换 1 次。

第三步：患者由于老年体弱，素体虚衰，脾胃虚弱，加之车祸损伤，大损气血。急救以大剂李氏骨伤秘方中的"气血双补汤"和"健运脾胃汤"。方药组成：人参 30g、白术 20g、茯苓 20g、炙甘草 15g、当归 30g、川芎

20g、熟地 20g、白芍 20g、黄芪 30g、砂仁 10g、山楂 15g、大枣 20g、牛膝 15g、木香 15g。服用方法：每 2 日 1 剂水煎浓熬，饭前日三服，每次 50—100ml，连服 1 个疗程。每晚睡前吞服李氏骨伤秘方中的"跳骨丹"2g，连服 7 日。经以上 1 个疗程的有效治疗，患者全身情况大为好转，食纳大增，骨折局部瘀斑消退，肿痛减轻。

第四步：遵循李氏传统中医正骨术中，治疗骨折中期时要辨证施治采用"接骨续筋汤"和"接骨续筋膏"，后期采用"滋补肝肾汤"和"大补真元汤"内服。局部施以接骨续筋药酒揉擦、推拿按摩，并鼓励患者主动进行功能活动锻炼。

经 56 天的治疗和康复，患者于 1994 年 8 月 6 日治愈出院。

二、足跟部粉碎性骨折

案　刘某，女，56 岁，于 1990 年 7 月 1 日跌伤左足跟部粉碎性骨折，即送地区医院住院治疗 8 天，肿痛加重，决定开刀内固定，患者及家属不愿手术，于 7 月 8 日转李老处治疗。经临床诊断：左足跟距骨粉碎性骨折。

【治疗过程】

李老采用李氏传统加创新的"牵拉对压掌根抱挤手法"整复复位。患者取仰卧位，助手双手掌指横抱小腿下端向上牵拉，李老用双手掌根横抱踝跟距部向下对抗牵拉的同时，作横向对压抱挤跟距的手法，迫使纵向分离重叠移位的跟距骨归位。此时可听到和触感到骨折复位的声响，手法整复方告成功。安放好四块小夹板及压垫，将踝跗部用绷带"8"字缠绕包扎，抬高 30°固定患肢，指导患者做髋膝踝跗趾部诸关节的屈伸运动。结合李氏传统中医早、中、晚三期辨证内服外用中药、丹药、膏药、熏洗药。鼓励和调动患者积极地进行康复运动，以促进骨折修复和愈合。

1990 年 8 月 19 日，患者去地区医院摄患肢踝跟距趾部正侧斜位片显示：左跟距骨纵向骨折，折线模糊，对位对线良好。骨折已经基本愈合。继用熏洗散热敷浸泡熏洗，接骨续筋酒外用揉擦按摩，积极适当进行功能锻炼以善其后。

三、股骨颈骨折

案1　患者，女，74岁。患者于1990年8月2日，跌伤左腿，即送市人民医院收治入院。拍摄X线片（片号7851）示：左股骨颈头下型骨折。经住院牵引、消肿、止痛等对症治疗后会诊，医生建议转至重庆进行手术置换股骨头，患者及家属不愿开刀。于8月10日邀李老进行会诊后，患者家属与李老商量："李医生，我岳母的股骨颈头下型骨折，市医院明确对我讲了，如果不转重庆开刀置换股骨头，非但骨折治不了，而且将会留下股骨头缺血坏死致终身残疾的后遗症，如加上并发症还有生命危险。李医生，如果不开刀，少痛苦，你们中医能否治疗？"李老把李氏传统中医正骨术的特色、优势及治疗方法讲了一遍，当即患者家属拍手称快，认真地说："李医生，我岳母的伤就重托您治疗了。"

【治疗过程】

李老在患者家里的床上施以"牵拉旋内、侧掌按压手法"治疗老年股骨颈头下外展型骨折的手法和套托式皮牵引，给予复位、牵引、固定。再灵活施以李氏传统中医三期辨证内外用药，进行积极适当的功能活动锻炼，充分调动患者自身乐观、自愈修复的主观能动性，让患者树立重新站起来的必胜信心。

经过2个月的精心治疗和护理，患者于1990年9月19日骨折治愈，功能恢复。

案2　向某某，72岁。于1991年10月6日跌伤左腿，不省人事，经丰都县人民医院急救牵引对症治疗 10 天，医院决定转院手术治疗，患者及家属不愿手术开刀，于 1991 年 10 月 17 日转来李老处。

患者及家属一见到李老，紧紧拉着李老的手高兴地说："我总算找到您了（是丰都家乡的老病友）！"两位老人都激动得流下了热泪，并述说着 10 来天的痛苦，说他们四处打听，好不容易把李老找到了。此情此景，才真正体现出医患之间的真实情感和患者对医者的真诚信赖。当时，感动了所有在场的人。随即，李老安慰了两位老人一番，并详细看了丰都医院带来的 X 线片，并结合做了临床检查。患者年过古稀，形体消瘦，被动仰卧体位，左下肢外翻，功能丧失，确诊为左股骨颈头下型骨折之后，李老将李氏传统正骨术的整个治疗方案和全过程给大家讲了一遍。首先是不开刀，痛苦小，疗效好，花钱少。患者及家属高兴极了，在患者充分信任的情况下，李老采用李氏传统中医正骨术中的牵拉旋内、侧掌按压手法治疗。在患者的积极配合下，坚持 8 周治疗后，患者下床握着拐杖，高兴而愉快地告别了医院。

案 3　王某，女，61 岁。于 1991 年 11 月 12 日，患者在南川县女儿家跌伤髋部，即送南川县中医院住院。X 线片显示：左股骨颈骨折。医院行以消肿止痛，对症治疗 2 周，伤者痛苦难忍，家属用专车由南川送来涪陵李老处求治。查患者痛苦面容，呻吟不已，形体消瘦，被动仰卧体位，右下肢内旋短缩畸形，活动功能丧失。结合由南川县中医院带来的 X 线片，确诊为右股骨颈头下型骨折。

【治疗过程】

李老随即施行李氏传统中医正骨术治疗，老年股骨头内收型牵拉旋外，掌侧按压手法复位。用套托式皮牵引将患者外翻 30° 牵引固定起来。由于骨折向上向内移位，刺伤了局部组织，行手法治疗后患者顿时感觉疼痛减轻，全身轻松。之后在患者的配合下，施行李氏传统中医正骨术的早、中、晚三期辨证内外用药，并进行积极适当的功能锻炼。

通过近2个月的治疗，患者于1992年1月23日治愈出院。

案4　汪某某，女，75岁，退休职工。于1992年11月3日，因车祸撞伤右髋部，即送地区医院。经X线摄片后，以右股骨颈颈中型骨折入院。用以牵引、消肿止痛等对症治疗4天。经会诊，建议手术置换股骨头治疗，患者及家属拒绝开刀手术。他们将地区医院X线片借出，求诊于李老。李老通过X线诊断为：右股骨颈中型骨折，向上外翻，重叠移位3cm。李老随即给家属详细讲解了此类骨折采用李氏传统中医正骨术治疗的特色优势、具体方法和全过程。家属听后，十分高兴，当即决定采用李氏传统中医正骨术治疗。患者来后经检查，痛苦面容，右下肢短缩畸形，功能丧失。右腹股沟及右髋关节瘀肿疼痛。结合X线片诊断：右股骨颈颈中外翻型骨折移位。

【治疗过程】

李老用李氏传统中医正骨术治疗老年股骨颈头骨折的整复手法牵拉旋内、侧掌按压手法，利用套托式牵引固定，采用早、中、晚三期辨证内外用药及功能锻炼。

患者虽已七十过五，平时能家务劳动。这次骨折后，家属关心照顾周到，治疗过程中，患者配合很好。由于不开刀，痛苦少，花钱少，整个治疗结束总共花费600元。由于治疗效果好，骨折愈合快，功能恢复好，7周后患者治愈出院。

四、复合型颈椎病

案　刁某，男，63岁。于1991年8月因头昏头痛，颈项强痛，呕吐眩晕，上肢麻木，右肩疼痛，不能拍掌，夜间疼痛难忍，反复加重，住入地区医院。诊断为复合型颈椎病，右侧肩周炎。经理疗、针灸、牵引及对症治疗月余疗效不显，疼痛未减，不能入睡，痛苦不堪。于 1991 年 10 月 3 日就诊李老处，经临床检查，确诊为痹痛、眩晕、复合型颈椎病，左侧重度漏肩风。李老决定收治入院治疗。

【治疗过程】

第一步：灵活施用李氏传统中医正骨术中治疗痹痛型颈椎病的"端提旋转，点揉按压"的松解手法，每日 1 次。

第二步：每日在头颈肩部作大面积的按摩、揉捏、搓推、叩击、侧击等按摩推拿手法 1 次。

第三步：每日施以两组远近取穴轮流针刺，雷火珠灸条直灸穴位 1 次，TDP、关节治疗仪各 1 次。

第四步：内服李氏传统中医正骨术秘方中的风寒湿痹丸和外用接骨续筋药酒局部揉擦。

第五步：积极鼓励和引导患者，加强运用李氏传统三步九式健身强骨、武医结合练功法进行功能锻炼。

经过以上 3 个疗程的治疗和锻炼，患者由极端痛苦和极为悲观中逐渐好转，渐渐康复起来，于 1991 年 11 月 5 日治愈出院。

五、胫腓骨骨折

案 1 苏某，男，42 岁，司机。1992 年 7 月 15 日，患者开车运货至成都大邑县卸货，不慎从 3 米多高的货架跌下，摔断右腿，当即送到大邑县人民医院。经 X 线片显示：右小腿下段粉碎性骨折。收治入院，经牵引、镇痛、消炎等对症治疗。待消肿后做手术开刀内固定。此时创口感染，痛苦不堪，难以忍受，家属用专车大清早由成都大邑县出发，到涪陵已是午后 5 点了，直接送来李老处。由于路途劳累，伤口剧痛，呻吟不已，痛苦难忍。李老当即看了由大邑县带来的 X 线片。经临床检查，患者极端痛苦面容，形体消瘦，被动仰卧体位。右腿外翻，大面积皮下瘀肿，触摸刺痛，整个踝跟部红肿疼痛，功能丧失。诊断：右胫腓骨下三分之一段粉碎性骨折，伴跟髁部感染。

【治疗过程】

李老立即施以李氏传统中医正骨术中的"牵引挤压，双手捏合"治疗胫腓骨骨干各段骨折的手法。助手甲双手指掌横抱小腿中上段，轻轻向上用力牵拉；助手乙双手掌指横抱小腿踝部轻轻向下拔拉。此手法一定注意掌握力度的轻重，切记不可用力过猛、过大。李老用双手拇指、食指、中指三指，从上到下挤压捏合重叠分离移位的骨折块归位。此时听到和能感到骨折处复位的声响，复位手法方告成功。甲、乙助手在维持较小量牵引、稳定好骨位的情况下，李老安放好棉压垫和夹板。再用李氏传统中医正骨术中的"接骨药水浸泡的外敷药"，包扎三四层后，将踝跟部感染伤口清洗敷药后，用绷带包扎，再抬高患肢固定。3天换敷1次。

采用手法治疗好后，苏某半信半疑地问："李医生，我一点儿没有痛苦，又没有什么感觉，这么几下就接好了？在大邑县医院说我这么严重的骨折必须开刀手术内固定不可。这一周我真痛苦极了。您这么简单又没有痛苦，不到10分钟就接好了，真是神医啊！"由于患者伤后痛苦大，思想压力大，怕开刀，怕残废。又长途折腾，形体消瘦，食纳差，全身虚弱，右小腿胫腓骨下三分之一段，血运差，伤口愈合慢，又有感染。在施用了李氏传统中医正骨术中的健运脾胃汤服用1个疗程后，患者食欲大增，睡眠转佳，思想愉快，精神倍增。继又用李氏传统中医正骨术中的滋补肝肾汤以调补气血、滋补肝肾，促进愈合，督促患者坚持功能锻炼。

经4周的治疗仅花了300元，患者于1992年9月1日治愈出院。

案2 王某，男，27岁。患者于1993年11月13日跌致重伤，即送长寿县人民医院。经急救处理1天后因伤情严重，于11月15日转送涪陵地区医院。经X线拍摄（片号11365）显示：右足胫腓骨下端粉碎性骨折，粉片为11块。局部大面积瘀血肿胀伴感染，收治入院。

当即进行跟骨骨牵引、大剂量抗生素抗感染、止血止痛等对症处理，治疗20天。由于患者损伤严重，出血较多，瘀血肿胀感染加剧，全身虚衰，骨折未作处理，肢体无法保留，医院决定行开刀截肢手术，患者及家属无法接受而自动出院。于1993年12月6日求诊李老处。查患者强迫仰卧体位，面色苍白，痛苦面容，少气懒言，脉象细数，右小腿瘀血肿胀，表皮感染，触压刺痛，功能障碍，根据对患者以上症状、体征、脉象、X线片、全身及局部的辨证分析，李老认为：一是伤者年轻，仅27岁，比老年人易于恢复。二是伤者虽然全身虚衰，但每餐还能进少量饮食，给骨折愈合和全身恢复创下有利条件。三是患者六脉虽然细弱，但六脉均皆平和有力，带胃气。四是《医宗金鉴》云："手法者，成正骨之首务哉。"患者虽经两所医院共24天的急救治疗，但骨折未作任何处理，促使骨折所致的出血、肿胀、瘀积疼痛，日趋严重。五是《医宗金鉴》云："治疗骨折，以活血化瘀为先，血不活则瘀不能祛，瘀不祛则骨不能接。"在整个治疗过程中，由于没有遵循这些主要治疗法则，导致需要截肢保命的后果。鉴于此，在患者及家属的再三苦苦恳求下，在医者仁心和济世活人及李氏传统中医正骨术医德教育的感动下，李老愿意承担最大的风险，也要把这年仅27岁的生命和肢体保下来。经反复慎重思考，李老决定将患者收治入院。

【治疗过程】

第一步：首选李氏传统中医正骨术中的牵引挤压、捏拿、手法进行复位。患者仰卧体位，在氯氨酮静脉注射麻醉下，助手甲双手掌指横抱患肢小腿上端，助手乙双手掌指横抱患肢踝关节与助手甲作轻轻对抗牵引。关键是要掌握好牵引的力度，切忌用力过大过猛。李老位于患者右侧，用双手十指从小腿的上端至下端，力度适宜地行挤压捏拿手法，促使分离、重叠的碎块回归到原位。此时可听到和触感到骨块复位的声响，手法整复方告成功。经外敷李氏传统中医正骨术中的外用接骨药和小夹板超踝关节包扎固定后，将患腿外展位抬高至 30°，并随时观察患肢远端跖部的颜色、皮温、感觉及扎带的松紧度。

第二步：遵照《正体内要》中"肢体伤于外则气血损于内，营卫有所不贯，肢腑由之不和，岂可纯任手法而不求之脉理，审其虚实以施补泻哉"的古训，结合李氏传统中医正骨术中骨伤秘方的经验，即拟了调补气血、和营养卫、活血祛瘀、扶正祛邪的内服方药健运脾胃汤加味。方药组成：当归 30g、川芎 30g、桃仁 20g、人参 20g、白术 20g、茯苓 30g、炙甘草 10g、熟地 30g、白芍 30g、陈皮 15g、红花 10g、黄柏 20g。连服 5 剂，每 2 日 1 剂，饭前日三服，每次 50—100ml，同时每晚用黄酒吞服跳骨丹 2g，连服 7 天。

经过 1 个月的治疗，患者全身情况好转，食纳大增，由于不开刀，不截肢，不残废，思想压力放松，精神大为愉快，局部瘀肿疼痛又大减，患者及家属都树立了必胜的信心。接下来，再施以李氏传统中医正骨术中治伤秘方：滋补肝肾汤和大补真元汤各内服 2 个疗程，外用接骨续筋酒，局部揉擦按摩、舒筋推拿，督促主被动的功能锻炼和扶拐下床活动。经 55 天的积极治疗和康复，患者痊愈出院。

案 3　周某，男，25 岁。于 1994 年 11 月 27 日下午 5 时左右，患者被汽车油箱爆炸致伤右侧小腿即送地区医院急救。经 X 线片（片号 8158）显示：右胫腓骨粉碎开放性骨折。经收治入院清创缝合 28 针后，用骨折外固定器支架整合固定治疗骨折。第一，由于遭受火热暴力的损伤致大量出血；第二，创口缝合 28 针的创伤出血；第三，暴力导致右小腿胫腓骨骨折出血，第四，治疗过程中又使用外固定器支架刺伤多处软组织和多块骨头的出血，患者的小腿大量失血、出血、瘀血、肿胀，积瘀、积血已成定局，关键时刻为了保住肢体，预防右小腿腱膜腱室综合征的发生。医生又在整个小腿开窗数十处放血，结果过两天又导致整个小腿大面积创口感染，红肿疼痛，全身高热。此时患者的病情伤情越发严重，经医院会诊后决定：第一急发病危通知，第二决定做截肢手术，以保生命。患者及家属拒绝手术，不想截肢。于 1994 年 12 月 18 日急送李老处求治。查患者极为痛苦，不停地呻吟，右下肢伸直仰卧强迫体位，不能动弹。右小腿大面积瘀血肿胀，红肿灼热，触摸刺痛，功能完全丧失。患者口干渴，喜冷饮，小便黄赤，大便 1 周未解出。脉象滑数，舌红苔黄腻。结合患者带来的地区医院 X 线片，根据患者的损伤原因、病史、治疗经过，再结合现在的症状、体征、伤情严重程度以及脉象舌苔、全身情况等等，李老当即作了详细的综合分析、归纳，作出如下处理方案。患者虽然存在以上诸多危症险症，但通过现象看本质，更有诸多利于生机的条件。第一，患者年龄优势，25 岁，年轻力壮。第二，患者每日能进饮食，这给日后康复带来极为有利的条件。第三，西医对骨折根本没有作活血化瘀祛瘀的治疗处理，由此而导致瘀血在体内郁久化热，致局部及全身高热不退。第四，小便黄赤，大便秘结，心与小肠相为表里，肺与大肠相为表里。小便黄热，心火直上，大便干结，大肠腑气不通，浊气不降，清气不升，肺热直起。第三、第四两条就是导致全身高热不解、局部红肿灼热瘀热瘀积的主要原因和必然恶果。

【治疗过程】

首先，将右小腿大面积消毒处理，切除所有骨折外固定器，拔掉 8 根钢针，重新清创处理好伤口后，遵李氏传统中医正骨术中的"牵拉挤压捏合"手法整复复位。手法要领：患者取仰卧位，助手甲双手掌横抱骨折中上端，助手乙双手掌指横抱踝关节作轻轻对抗牵拉，切忌使用暴力。医生用双手十指由上到下作推、挤、按、压对捏合拢的手法复位后，用李氏正骨秘方中的"接骨药"包敷，四块夹板、棉垫合理有效地放置包扎。外展抬高 30° 固定。密切观察夹板、扎带的松紧度和肢体远端的温度感觉等。3 天换敷 1 次。然后用大剂内服李氏正骨秘方中的"活血行气通便汤"，方药组成：桃仁 30g、黄柏 30g、红花 15g、当归尾 30g、川芎 30g、生地 30g、泽兰 30g、赤芍 30g、丹皮 20g、栀子 20g、大黄 15g、枳壳 30g、香附 30g、牛膝 20g。服用方法：水煎浓熬，第 1 剂每 2 小时服用 1 次。其余 2 剂，饭前日三服用。连服 3 剂。接着配用跳骨丹，每天晚上睡前服用 2g，连服 7 天。

经过第一步对患者拔去了所有异物，骨折经手法整复复位后，特别重要的是患者当晚连服数次大剂药专力猛、活血化瘀、清热凉血、祛瘀除积的中药后，第 2 天清晨的 6 时许，排出了大量的深黑色大便和小便后，顿时觉得全身轻松，并呼呼大睡一觉。醒来后，胃口即开，想进饮食，疼痛也缓解，继续坚持第一步的治疗。患者精神好转，信心倍增，放下了 10 多天来要开刀、要截肢、要终身残疾或者生命难保的严重思想包袱，进入第二步的治疗。患者目前的状态是思想轻松，食纳大增，全身高热得解，局部瘀血瘀热得排，肿胀痛已去。接下来遵李氏传统中医正骨术中，治疗骨折中期的滋补肝肾汤，方药组成：熟地 30g、枣皮 20g、怀山药 20g、丹皮 15g、泽漆 20g、茯苓 20g、骨碎补 30g、牛膝 20g、续断 20g、黄精 30g、首乌 30g、枸杞 30g。服用方法：水煎浓熬，饭前日三服，连服 1 个疗程。接骨丹，饭后日三服，每次 2g，连服 1 个疗程。第三步，后期的治疗乃投以李氏传统中医正骨术中"强壮筋骨""大补真元汤"加减施用，方药组成：龟甲 30g、杜仲 20g、锁阳 30g、熟地 30g、菟丝子 20g、补骨脂 20g、五味子 10g、骨碎补 30g、当归 30g、五加皮 20g、牛膝 20g、木瓜 30g、人参 30g、枸杞 30g。服用方法：水煎浓熬，饭前日三服，连服 1 个疗程。由于患者放下了思想包袱，对治疗充满信心，充分调动了主观能动作用，因此在整个治疗过程中主动地进行功能康复锻炼，这对患者的康复极为有利。李老每日坚持在患者的腰骶臀部和双下肢进行大面积的推拿按摩，使其尽快康复。

1995 年 1 月 20 日，患者骨折愈合，功能恢复，治愈出院。

案 4　任某，男，4 岁，武隆县人。于 1995 年 1 月 17 日，患儿跌断双腿致重伤，即送武隆县人民医院急救治疗，经 X 线片（片号 6631）示：左股骨下段斜形、完全性骨折，错位重叠 3cm，右胫腓骨下段骨折。因伤情严重，西医需开刀，钢板螺丝钉内固定治疗。因小孩年纪小，家属拒绝开刀手术，即转送上级医院治疗。于 1995 年 1 月 19 日，经人介绍，专程转来李老处求治。查患儿啼闹不止，双下肢伸直仰卧强迫体位，左下肢大腿肿胀明显，外翻畸形，触压刺痛，有骨擦音，功能丧失。右小腿下段瘀血肿胀，触叩疼痛，活动障碍。结合武隆县人民医院带来的 X 线片，综合患儿的症状体征、骨折特征等等，确诊为：①左股骨下三分之一段斜型完全性骨折，错位重叠，3cm。②右胫腓骨下三分之一段斜型骨折。收治入院。

【治疗过程】

入院后，李老立即作手法复位决定。第一，患者尽管是左大腿、右小腿骨折，但只是 4 岁儿童，肌肉的生长发育还不丰厚。第二，患儿的骨折局部虽然有一定的肿胀，但由于左大腿是斜型骨折，右小腿下三分之一段是斜型骨折，骨折刺伤软组织的机会小，因此出血量及肿胀程度就相对较小。

紧紧抓住以上两个有利因素，李老立即采用李氏传统正骨术中的"拔拉牵引，掌根抱挤，推拉手法"整复，手法要领：患儿仰卧，助手甲双手掌指紧握左侧大腿向上拔，助手乙双手掌指紧握膝关节向下拉，在助手上下拔拉牵引的同时，李老弓箭步站在患儿左侧面，左手掌根穿过大腿并横抱骨折远段向左拉，右手掌根横抱骨折近段向右推骨折。在这一推一拉的手法下得以归位，手法整复方告成功。

安放好 4 块合理有效的夹板和压垫包扎固定，对右小腿的骨折，乃用李氏传统中医正骨术中的"牵拉挤压捏合手法"，手法要领：患儿取仰卧位，助手甲双手掌指横抱右小腿的中段，助手乙双手掌指抱踝关节作轻轻上下牵引，李老站在患儿右侧，用双手十指从上至下作对向的挤压捏合手法，使骨折对位手法整复方告成功。合理有效地安放好四块小夹板和压垫，绷带包扎，抬高至 30° 左右固定。

接下来，施以内服李氏正骨秘方中的"损伤逐瘀汤"，方药组成：当归尾 15g、川芎 10g、红花 10g、桃仁 10g、生地 10g、赤芍 10g、泽兰 10g、栀子 10g、大黄 6g、牛膝 10g、丹皮 10g、甘草 6g。服用方法：水煎浓熬，日服 4—5 次，每次 20—30ml，连服 5 剂。再用接骨丹，日服 3 次，每次 1g，连服 1 个疗程。

患儿经过第一疗程的有效治疗，精神面貌、全身情况均有好转。能少量进食，局部骨折处无明显疼痛、肿胀，瘀血渐渐消退。进入第二疗程的治疗，由于患儿素体消瘦，脾胃较弱。加之此次跌伤过后，耗损过大，因此必须大量地健运脾胃、扶正接骨。即施以李氏正骨秘方中的健运补脾胃汤加味。方药组成：党参 20g、白术 15g、茯苓 15g、炙甘草 10g、当归 15g、熟地 15g、黄芪 20g、山楂 15g、建曲 10g、砂仁 6g、大枣 10g、川芎 10g、牛膝 10g。服用方法：水煎浓熬，日服 4 次，每次 20—30ml，连服 1 个疗程。接骨丹，日服 3 次，每次 1g，连服 1 个疗程。通过第二疗程的扶正祛瘀、调补气血、健运脾胃、接骨正骨的治疗，患儿胃口大增，精神大好，可以坐着玩耍，后再经过 1 个疗程的功能恢复，共住院 46 天，小儿再生能力很强，骨折愈合，功能恢复也快，后治愈出院。

六、额骨凹陷骨折

案　况某，男，19 岁。于 1992 年 2 月 12 日，被吉普车撞击头部，直接暴力致人昏死。吉普车左前方亦被撞击成直径 10cm 大的凹陷。患者被紧急送到地区医院急诊抢救。X 线片显示：右侧额骨凹陷骨折，深度昏迷。经 1 周抢救，生命虽无危险，但仍神识昏迷，不能说话，不能进食，继以抗感染、消炎镇痛、脱水对症治疗。48 天后，经医院脑外骨科、神经内科的专家会诊，判为植物人，建议患者家属转到重庆看看。这时，患者的亲属况某，听说老年大学医务室有个好医生，就抱着看一看、试一试的态度，见到李老后，就把车祸的治疗情况，医院决定、治疗态度讲了一遍。李老建议先将患者带到门诊查看后再说。患者 70 岁的外公一人就把 1.75m 高、枯瘦如柴、眼能睁开不能说话的小伙子，抱到门诊来了。经李老仔细检查，患者面色苍白、无神、枯瘦如柴、气息微弱，不能说话。问及治疗期间，未服过中药，无力翻动，切六脉微细，右侧额骨凹陷未复，头额眼部瘀血瘀斑消退，右侧肱骨上段骨折未作处理。近10来天能饮少量水和牛奶。

李老综合归纳判断、辨证分析后，认为患者存在较大生机。第一，患者仅19岁，伤前年轻力壮，生气勃勃。第二，患者睁开眼时，微微有神，并有求生欲望。第三，能饮少量水及牛奶，证明胃气未绝，还有一定希望。凡大伤大病，得胃气者则生，失胃气者则死。六脉虽然微细，但重按则平和带有微力。另外，在地区医院的48天里，西医的输液、注射等各种对症治疗，完全忽略了在治疗各种骨折损伤过程中一定要以活血化瘀为先的总法则。因为气滞血瘀是骨折的病理核心，祛瘀生新是治疗骨折的重要手段。治疗骨折损伤者，宜活血化瘀为先，血不活则瘀不能去，瘀不去则骨不能接也。为此李老紧紧抓住这个瘀血为患的要害，在治疗全身性极度虚衰辨证施补的同时，辅以活血化瘀、行气开窍、标本兼治的法则。李老用1个多小时对患者进行了检查，运用中医查体、观察、辨证施治，结合李氏传统中医正骨术在治疗骨折损伤中的特色优势，确定了治疗方案，给患者家属详细地讲解了治疗步骤。患者家属三代共7人及学生等20多人听后，个个无不为之高兴。收治入院后，李老立即拟定了治疗方案。

【治疗过程】

第一个方案

第一步，用李氏传统中医正骨术中治疗骨折中期的复元双补汤加减：当归30g、川芎10g、桃仁30g、红花15g、黄精15g、仙茅30g、 黄芪30g、人参30g、白术20g、茯苓20g、炙甘草10g、白芍20g、熟地30g、桂枝10g、大枣20g。

用法：加水浓熬，频频吞服。

第二步，指派两名医生，专门负责，每日上午做 1 次抚摩、揉、捏、搓、摩擦、舒理肌筋等全身性的轻柔和缓的按摩手法。

第三步，增进营养，加强护理，嘱家属每日用温热毛巾擦洗全身，训练四肢关节。

第四步，每日下午，用李氏传统中医正骨术中的"雷火珠"灸人中、百会、风府、内关、足三里、涌泉等六穴各灸六壮；四肢单日（指阴历）灸左，双日灸右。

第五步，对右肱骨上段骨折，以灵活轻巧的手法整复复位，超肩关节夹板固定包扎。

经过以上 1 个疗程的精心治疗和细心护理，及四肢功能训练后，患者精神面貌一天比一天好起来，面色渐润，食纳渐增，由原来只能少量饮水、饮牛奶，逐渐要吃鸡蛋、面条、稀粥，近周内能进大米干饭，神志清楚，能发出笑声，但说话不明，能坐起来吃饭穿衣。

第二个方案

患者的病情大为好转，让家属看到了康复的希望，在家属的积极配合下，制定了第二个治疗和康复方案。

第一步：采用李氏传统中医正骨术中的大补真元汤加减：骨碎补 30g、狗脊 30g、仙茅 30g、淫羊藿 30g、肉苁蓉 20g、杜仲 20g、牛膝 20g、熟地 30g、枣皮 20g、当归 30g、黄精 30g、人参 30g、白术 20g、茯苓 20g、炙甘草 10g。

用法：水煎浓熬，饭前日三服，每次 100ml。

主治及功效：骨折损伤后期，元气大伤，正气亏损，肝脾肾虚，气血两亏，骨折未连接，腰膝乏力诸症。

第二步：每日针、雷火珠灸各 1 次。针后即灸，百会、气海、关元、双侧足三里、涌泉等穴。

第三步：每日全身推拿按摩 1 次。

第四步：加强营养，加强语言训练和主动功能锻炼。

经过 7 周的有效治疗和康复，患者重新站了起来，口齿清楚，行走如常。于 1992 年 5 月 20 日，患者治疗痊愈出院。

七、肋骨及肩胛骨骨折

　　案　乔某，男，52 岁。于 1992 年 10 月 11 日，车祸致重伤，紧急送至重庆急救中心住院抢救，X 线片（片号 977117）显示：①左侧后肋支 3—9 肋骨骨折。②左侧肩胛骨骨折。③左肺挫伤。医院以输液输氧、消炎止血、镇痛、抗感染及对症治疗 8 天，骨折未作处理。于 1992 年 10 月 20 日专车转来李老处。经住院后查：面色苍白，痛苦面容，骨折严重，思想痛苦，压力悲观，不能说话，更不能咳嗽，咳即痛甚。半仰卧强迫体位，左上肢功能障碍，右侧上至肩胛、下至腰肋，大面积瘀斑，触压刺痛，咳嗽深呼吸痛甚。再结合重庆市急救中心带回的 X 线片，结合临床，诊断为：左侧肩胛，后肋支多发性骨折，伴肺挫伤。经过全面检查综合分析后，李老对家属和患者讲了李氏传统中医正骨术的特色优势和治疗肋骨骨折方法与经验，家属连连称赞，肯请李老尽早治疗。

【治疗经过】

　　第一步：即施以李氏传统中医正骨术中，治疗肋骨骨折的"咳嗽负压，端提旋转挤压手法"整复复位。患者端坐双、手掌指交叉横抱后枕部，助手甲站立患者身后，双手掌指横向穿过患者腋下至胸前交叉，向上抱提牵引。助手乙弯腰在患者前面，用双手掌指向下稳压住患者双侧膝关节，勿使动摇。李老以弓箭步站在患者左侧，左手掌指横抱患者健侧胁肋，右手掌指掌根，压定骨折处，此时嘱患者忍痛咳嗽，产生负压时，李老即时、准确、灵活、轻巧地横抱旋挤胸廓及骨折部，使骨折归位后，即用化瘀消肿膏贴敷骨折部，安放好软夹板，用绷带横向缠绕加提拉固定，2 日换敷 1 次。

第二步：内服"李氏传统中医正骨术"中的损伤逐瘀汤加味：当归尾20g、川芎20g、桃仁20g、红花15g、生地20g、赤芍20g、柴胡20g、枳壳20g、桔梗15g、栀子15g、大黄10g、甘草10g、丹皮15g。服用方法：水煎日三服，每次100ml，连服7天。

内服：李氏传统中医正骨术中跳骨丹21g，服用方法：每晚睡前黄酒吞服3g。

第三步：鼓励患者，让家属扶着，多站立走动。

经以上手法整复，固定包扎，内外用药，活动锻炼2周的有效治疗，患者自觉诸症减轻，大有好转。进入第二疗程的治疗：由于车祸致伤者的多发性骨折，和内脏造成一定的损伤及伤后的痛苦，使患者气血双亏，营卫大伤，脾肾虚衰。此时即施以李氏传统中医正骨术中期治疗骨折的内服方药"复元双补汤"加味。

方药组成：川芎30g、仙茅30g、黄芪30g、人参30g、白术20g、茯苓20g、炙甘草10g、当归30g、熟地30g、白芍20g、枳壳20g、大枣20g、木香15g。

服用方法：水煎浓熬，饭前日三服，每次100ml。

功用：大补气血，健运脾胃，培补真元，增强抗力，促骨愈合。

外用：接骨续筋膏贴敷，用自制李氏软夹板固定，绷带横绕提拉包扎，每2日换敷1次。

李老指导患者积极适当地进行功能训练，结合伤情每日坚持全身性的循序渐进的推拿按摩，以促进骨折和功能尽早尽快地恢复。经过以上5周的治疗，患者痊愈出院。

八、肱骨髁上粉碎性骨折

案1　姚某某，女，11岁。患儿于1992年9月26日跌断左手，即送某医院治疗8天，伤情未见好转。于10月3日转市中医院，经X线摄左肘关节正侧位片（片号29096）示：左肱骨髁上粉碎性骨折、骨折远端向上错位。医院劝其转送上级医院手术内固定治疗。家属于1992 年 10 月 4 日求诊李老处。诊断：①左肱骨髁上粉碎性伸直型骨折。②左前臂大面积张力性水疱。收治入院后，李老建议在氯胺酮静脉注射麻醉下，行以李氏传统中医正骨术的"顶折手法治疗肱骨髁上伸直型骨折"。

【治疗经过】

患儿麻醉后，仰卧位将左上肢外翻外展。助手甲、乙分别稳压着头及躯干、双下肢勿使动摇。助手丙位于患儿头部，双手掌指横抱肱骨近端，即下三分之一段，轻轻用力向上牵引。李老双手掌指横抱肱骨远折端及肘关节，轻轻用力向下牵引的同时，助手丙和李老均用双手食指同时轻轻用力向前顶，双手拇指同时用力向后反折，先侧方，再前后，使其向侧方和前后移位的上肢远端骨折块得以纠正。接下来助手丙左手握肱骨上段，右手握前臂中段，医生用双手八指抱肱骨折端向后压，双手拇指顶做肱骨远端的骨折块向前顶推的同时，助手丙即屈曲肘关节，以纠正前后移位。此时即可听到和触感到骨折复位的声响，肱骨髁上骨折手法整复复位方告成功。注意在整个手法整复复位的过程中，必须注意轻巧、灵活、准确、力度适宜，避免使用暴力以致纠往过度。助手在维持稳定的牵引下，李老用李氏传统中医正骨术的外用红血正骨酒浸润的绷带、缠绕骨折面及肘关节 3—4 层和自制的超肘关节四块小夹板，并放置好棉压垫后，扎带和绷带缠绕包扎。前臂的张力性水疱，经消毒敷药后，将左上肢屈曲 90°，前臂外翻，挂吊胸前。3 天复查换药 1 次，并注意观察夹板的松紧度和前臂掌指的颜色温度。积极预防和避免张力性水疱及前臂肌挛缩的发生。继内服以李氏传统中医正骨术骨伤秘方"损伤逐瘀汤"。方药组成：桃仁 10g、红花 10g、当归尾 10g、川芎 10g、生地 10g、赤芍 10g、黄柏 10g、栀子 10g、香附 10g、枳壳 10g、熟地 5g、炙甘草 5g。服用方法：上药水煎浓熬，连服 10 天，日服 3 次，每次饭前服用 30—50ml。功效：损伤早期，行气活血、逐瘀生新、消肿止痛。

经过以上手法整复、夹板固定，内外用药治疗 1 个疗程后，患儿全身情况大为好转，能吃能睡，下地行走玩耍。骨折局部继续换药，经 5 周的治疗后，解除外固定，嘱其加强功能训练。于 1992 年 11 月 8 日治愈出院。

案 2　张某，男，6 岁。患儿于 1992 年 2 月 25 日跌伤右手，送到当地医院，以肘关节脱位经过 3 次手法整复无效，逐渐肿胀，畸形，疼痛不已，啼闹不休，痛苦不堪。又加全身营养不良，纳差消瘦，即送地区医院拍摄 X 线片（片号 14669）示：右肱骨髁上粉碎性骨折，错位重叠 2cm。收治入院后，经消肿止痛、脱水消炎，对症治疗。医院嘱肿胀消退 3 天后，手术开刀内固定。家属不愿开刀手术，于 1992 年 2 月 25 日，慕名求诊李老处。经家属带来地区医院的 X 线片显示诊断，再结合患儿的临床症状体征，确诊为：右肱骨髁上粉碎性骨折。

【治疗经过】

收住院后，李老在静脉注射氯胺酮麻醉配合下，行以李氏传统中医正骨术"双人顶折、八二压推治疗肱骨髁上伸直型骨折的手法"整复复位，超肘关节四块小夹板固定捆好扎带后，用绷带"8"字缠绕包扎。悬吊固定胸前，前臂外翻，随时做好调节扎带松紧度，并加强握拳伸掌运动。严格观察患肢指掌部颜色、温度、血运，避免张力性水疱和缺血性肌挛缩的发生。

由于患儿身体瘦弱，食纳极差，此次重伤，反复拆疼，大损元气，即投以李氏传统中医正骨术中的特色方药"扶正补脾汤"。方药组成：黄芪 20g、炙甘草 10g、人参 20g、白术 10g、当归 15g、茯苓 15g、陈皮 10g、鸡肉筋 6g、山楂 10g、建曲 10g、大枣 10g、白及 10g、川芎 10g。服用方法：上药共水煎浓熬，日服 4 次，每次 30—50ml。功效：调补气血，健运脾胃，扶正祛瘀。主治：气血两虚，元气大伤，脾胃虚弱。

患儿经以上 1 个疗程的治疗后，食纳大增，精神好转，伤处局部肿痛全消。继以李氏传统中医正骨术治疗骨折的早、中、晚三期内外用药和主被动的功能锻炼，患儿于 5 周后治愈出院。

九、肱骨开放性骨折

　　案　陈某，男，9 岁。患儿于 1992 年 1 月 25 日从 4 米高坠下，当即昏迷，即送地区医院抢救。诊断为：①右肱骨中段开放性骨折。②右肘关节后脱位。经清创缝合 11 针，住院消炎、抗感染、止血、止痛，对症治疗 12 天后，决定手术内固定。患儿家属拒绝开刀，经人介绍，于 1992 年 2 月 6 日转来李老处。以右肱骨中段开放性骨折、右尺骨鹰嘴骨折、右肘关节脱位、头面部挫伤伴大面积瘀血肿胀，收治入院。李老在静脉氯胺酮麻醉下，行以李氏传统中医正骨术中轻巧、灵活、准确无痛的手法将骨折和脱位整复复位。用自制的超肩关节四块小夹板固定包扎后，又施以李氏传统中医正骨术中早、中、晚三期辨证的内服外用方药和积极主动的功能恢复锻炼，患儿于 1992 年 3 月 7 治愈出院。

十、髋关节陈旧性后上脱位

　　案　杨某，男，28 岁。于 1993 年 11 月 12 日，跌伤右腿，即送当地医院，以误诊为右髋骶部软组织损伤而迁延 2 个月余。于 1994 年 1 月 20 日就诊地区医院，诊断为右髋关节陈旧性脱位。医生建议住院行以手术切开复位治疗。患者及家属拒绝手术开刀返回家中。后又经人介绍，于 1994 年 2 月 18 日慕名专程前来求诊李老处。查：患者形体消瘦，痛苦面容，跛行体态。右下肢短缩 3cm，右侧臀部凸出畸形，功能障碍。以右髋关节陈旧性后上脱位 96 天伴肌化粘连收治入院。入院后，李老用李氏传统中医正骨术，先在整个髋部作大面积的药酒揉擦（接骨续筋药酒），按摩揉捏，舒筋理筋，推拿按摩，左右旋转，屈伸提拉加持续牵引等松解手法治疗 1 周，让处在异位的关节头和关节腔的肌化粘连物得以充分松解。

【治疗经过】

患者取仰卧位，于 1994 年 2 月 25 日晨，用氯胺酮静脉注射全麻醉后，再施以李氏传统中医正骨术的旋转摇晃、拔拉屈伸复位手法，助手甲稳压住头部，助手乙双手掌指稳压住双侧髂前上棘勿使动摇，助手丙压住左侧下肢，李老跨在右侧伤肢上，双手掌指紧抱患腿膝关节，由轻到重，循序渐进地将患腿左右旋转，轻轻摇晃，用拔拉屈伸的整复手法，此时即可听到和触感到股骨头及关节腔粘连肌化物撕脱的声响，但无明显咕咚入臼声（因关节腔填塞有肌化物之故）。接下来，医生将患腿拉直放平与健肢对比长短度，确定无异后即打上牵引。在持续牵引的同时，医生每次在患侧粗隆部用横向的叩击手法，每日 2 次，连续 1 周，每次 20—30 分钟，迫使残留在髋臼内肌化物逐渐得以挤压排除，让股骨头顺利完整地进入髋臼，整复手法方告成功。

由于患者脾胃虚衰，素体较弱，加之伤后误治失治，迁延日久。此时，脱臼虽已归了位，还需大剂内服李氏传统中医正骨术中的"健运脾胃汤"和"滋补肝肾汤"，分别连续服用 20 余天的调补善后，这时患者 96 天的髋关节脱臼不但复位良好，而且全身虚衰也得到了很好的调理。经治疗 4 周后，患者康复出院。

十一、腰椎体骨折及双下肢完全性截瘫

案　毛某某，男，18 岁。于 1994 年 3 月 2 日，患者因不慎从 6 米高左右跌下，当即人事昏迷，腰部及双下肢不能动弹，即送某医院救治，诊断为：①腰 1、2 椎体中度压缩骨折。②双下肢完全性截瘫。③大小便失禁。④右足跟骨纵向骨折。后经 3 周的治疗，病情未见好转，要求转重庆治疗。于 1994 年 3 月 25 日慕名转来李老处。查患者

痛苦面容，弯腰侧身强迫体位，时有呻吟，痛苦不堪，腰部触叩刺痛，双下肢不能主动动弹。活动功能丧失。深重压刺为阳性反应，大小便失禁。右足跟部瘀血肿胀明显。李老结合带来的 X 线片，诊断：①腰 1、2 椎体中度屈曲型压缩性骨折。②双下肢不全性截瘫。③大小便失禁。④右足跟骨纵向骨折。即收治入院。

【治疗过程】

第一步：治疗即行以李氏传统中医正骨术中"对抗拔拉过伸按压治疗脊柱压缩性屈曲型骨折"的手法。手法要领：患者俯卧位，助手甲站立于患者头部一侧，分别用双手掌指紧握患者的双侧腋下往上拔拉，助手乙、丙分别紧拉患者踝关节抬高至 30° 左右，用力向下过伸对抗拔拉，李老位于患者右侧腰部用双手掌根重叠准确放压在向后突出的第一二腰椎上，在助手上下过伸对抗拔拉的同时，用力向下按压的手法使之骨折归位。此时即可触感到和听到骨折复位的声响，手法整复复位方告成功。由于使用灵活准确的手法使骨折归了位，从而被压迫的脊髓神经得以有效松解，进而大小便的失禁自然得以解除。接下来用备好的李氏正骨秘方中的"接骨舒筋膏"敷贴在骨折部，外用李氏九式软夹板加纵形压垫绷带缠绕固定包扎，对跟骨纵向骨折的治疗，乃以李氏传统中医正骨术中的"牵拉对压掌根抱挤"的手法，患者取仰卧位，助手位于患者右侧，双手掌指紧握小腿中下段，医生双手掌指抱踝牵拉的同时，双手掌根作对压抱挤的手法，迫使纵向分离移位的跟骨复位。手法整复复位成功后，用李氏正骨秘方中的"接骨续筋膏"贴敷绷带"8"字缠绕包扎固定，2 日换敷 1 次，经贴敷包扎 1 个疗程，继又内服李氏骨伤秘方中的"活血行气通便汤"加味：当归尾 20g、川芎 20g、赤芍 20g、泽兰 20g、桃仁 30g、红花 15g、大黄 10g、栀子 15g、枳壳 15g、生地 20g、牛膝 20g、续断 20g、骨碎补 20g。服用方法：水煎浓熬，饭前日三服，连服 1 个疗程，再配合服用李氏正骨秘方中的"接骨丹"。服用方法：饭后日三服，每次 2g，连服 1 个疗程，患者经第一疗程的有效治疗后，腰部疼痛大减，双下肢能主动慢慢屈伸活动，大小便亦能自动排出。由于患者年轻，再生能力强，骨折愈合和功能恢复都较快，全身进入良好恢复阶段。

第二步：（1）按李氏传统中医正骨术中，治疗骨折的中期内外用药，继续内服李氏正骨秘方中的"接骨丹"。服用方法：每日饭前服用2g。（2）每日上午针灸1次。针刺穴位：双侧肾俞穴，双侧环跳穴，双侧委中穴，双侧承山穴，双侧阳陵泉穴。每日每穴各针1次，每次配合电流器流针20—30分钟。（3）每日下午用李氏正骨秘方中的"接骨续筋药酒"，在腰骶部大面积揉擦，包括双下肢大面积的推拿按摩不少于30分钟。（4）鼓励患者积极主动进行功能康复锻炼。经医患双方积极有效的治疗2个月后，患者痊愈出院。

十二、多发性骨折

案　黄某某，男，23岁。患者于1994年4月4日晚从10m高处摔下，致多处多发性骨折重伤。即送本厂职工医院抢救，由于伤势严重，2天后即求诊李老处。查：患者弯腰双腿屈曲强迫体位，疼痛难忍，呻吟不止，脉象滑数，胸腰部后凸畸形，压痛明显，右侧胸肋部触压刺痛，不能重语，不能咳嗽，右下肢小腿及踝部瘀血肿胀畸形，触压刺痛。左足跟部肿痛，双下肢活动功能障碍，患者年轻，性格急躁，当场大呼："李医生快救命！"经临床望、闻、触、摸、问、切，对全身各部的检查，结合职工医院所摄X线片，诊断为：①胸1、2椎体压缩性骨折。②右侧胸8—10肋骨骨折。③右腿胫腓骨中段骨折。④右足外踝骨折。⑤左足跟骨骨折。以多部位多发性骨折收治入院。

【治疗经过】

第一步：首选手法正骨，先重后轻地抓主要矛盾的治疗方法。患者腰椎压缩性骨折和右侧胸8—10肋骨骨折，是导致疼痛难忍的骨折，应先局部整复。使用手法：以李氏传统中医正骨术中的"对抗拔拉过伸按压治疗脊柱压缩性骨折"。助手甲用双手掌指紧握患者双侧腋下向上拔拉，助手乙和助手丙分别横抱并抬高大腿向下作对抗的拔拉牵引。李老用双手掌根重叠压在骨折的椎体上向下按，此时即可听到和触感到骨折归位的声响，脊柱骨折的手法整复方告成功。右侧胸肋肋骨骨折整复，助手甲、乙、丙仍维持在拔拉过伸的牵引下，李老用右手掌指放压在肋骨骨折部，左手掌指横抱在左后侧肋部，嘱患者忍痛咳嗽两声，此时李老利用患者咳嗽所产生的负压，即用双手掌指旋挤胸廓，右手掌指在旋挤按压时，肋骨骨折即整复规位。骨折整复复位后，即用李氏传统中医正骨术中的外用损伤膏贴敷骨折部，脊柱用软夹板加纵形压垫绷带缠绕固定，肋部用软夹板加绷带缠绕提拉固定。

第二步：整复双下肢的骨折：患者取仰卧位，分别施用李氏传统中医正骨术中的"牵引挤压捏合手法治疗胫腓骨折""拔拉五趾抱回顶手法治疗外踝骨折""牵拉对压掌根抱挤手法治疗跟骨骨折"。经手法分别将双下肢三处骨折整复复位后，用李氏传统中医正骨术中的外敷损伤膏药贴敷，超踝关节四块小夹板固定包扎。患者多处骨折的手法整复和固定包扎暂告一段落，每3日敷换包扎固定1次。

第三步：根据伤者年龄、体质、临床症状，体征及骨折的损伤程度等等，灵活加减施用以李氏传统中医正骨术中治伤秘方"内服损伤逐瘀汤"。方药组成：当归尾20g、川芎20g、桃仁20g、红花15g、生地20g、赤芍20g、枳壳20g、柴胡15g、丹皮15g、栀子15g、甘草10g、牛膝15g、续断15g。服用方法：水煎饭前日三服，每次50—100ml，连服5剂。另每晚用黄酒吞服李氏传统中医正骨术中治伤秘方"跳骨丹"2g，连服7日。经第一疗程的手法整复，夹板固定，内外用药的有效治疗，加之患者年轻，素体较好，能吃能睡，治疗得当，自觉临床症状大有好转，精神愉快，信心倍增。

第四步：在医患及家属的有效配合下，乃遵循李氏传统中医正骨术中对骨折中后期内外用药的治疗原则，即投以中期的接骨续筋汤1个疗程，后期的滋补肝肾汤 1 个疗程，局部配合以药酒揉擦、推拿按摩，更鼓励患者加强主被动的功能活动锻炼。经过 5 周的有效治疗，患者于 1994 年 5 月 11 日治愈出院。

十三、腰椎间盘突出

案　王某，男，72 岁。患者因腰椎 1—5 骨质疏松、骨质增生，腰椎间盘突出，压迫脊髓神经，导致双下肢酸麻、胀痛，无力、瘫痪。先后经涪陵四家医院多次治疗，症状未能减轻。后于 1994 年 3 月，被某医院确诊为终身瘫痪。由于医治无望，患者精神崩溃，思想压抑，痛苦难熬。靠服止痛药无效时，本人及家属求医注射吗啡针、盐酸哌替啶等麻醉药缓解度日。后经人介绍，于 1994 年 5 月 26 日送来李老处收治入院。经检查：患者面容憔悴，痛苦不堪，形体消瘦，枯瘦如柴，屈曲弯腰，强迫体位，微弱呻吟，少气懒言，腰骶叩痛，下肢酸痛麻木不仁，脉象细弱，舌静无苔，不思食纳，畏寒汗出，肢冷胀麻。再结合带来各家的 X 线片诊断：①老年全身性虚衰。②肝肾亏损（诸腰椎骨质疏松、骨质增生、椎间盘突出症等）。③脾胃虚弱，元气大伤。根据患者的诸多症状及全身体征、舌苔脉象等综合辨证论治，分析归纳确定治疗方案。

【治疗经过】

第一步：首先用李氏骨伤秘方中的大剂药专力猛的"健运脾肾汤"和"气血双补汤"加减内服。方药组成：人参 30g、熟地 30g、牛膝 30g、砂仁 10g、木香 15g、大枣 15g、白术 20g、茯苓 20g、炙甘草 10g、当归 30g、川芎 30g、白芍 20g。服用方法：水煎浓熬，饭前日三服，每日 50—100ml。连服 1 个疗程。

其次，运用李氏治伤秘方中"雷火珠灸法"。穴位组成：中脘穴，气海穴，关元穴，双侧肾俞穴，双侧足三里穴，双侧涌泉穴。使用方法：每日 2 次（上下午各灸 1 次）。每次各穴位灸 6 壮。此方法充分发挥了李氏传统中医治伤秘方"雷火珠灸法"之长，通过灸中脘穴、双侧足三里穴，使脾胃正气得以温化，脾肾功能得以健运。通过气海、关元的温灸，补充虚损的元气。双侧肾俞穴、涌泉穴的温灸，使亏损的肾气得以扶助。

最后，心理疏导和思想开导。李老给予大量的病理讲解。针对患者全身性虚衰，各个脏器的亏损，各部功能退行性改变的生理现象、病理变化、临床症状、脉象等，让患者对自己的疾病有一个明确的认识。再指出患者之所以有如此结果，主要是因精神压力过大，思想包袱过重，再加上没有得到早期有效的治疗，致迁延日久，日益加重。李老耐心说服引导，并鼓励患者树立战胜病魔的信心和决心。

经过第一个疗程 1 个月的有效治疗和心理疏导后，患者食纳大增，全身症状和局部体征大为好转，精神倍出，并能下床缓缓站立行走。在医院内慢慢闲庭散步。随即吟诗称颂："古稀老翁久塌床，幸逢良医李志沧，传统中医显奇术，解救众生获安康。"这是对李老极大的肯定。

第二步：在患者的信任下，李老开始了李氏传统中医正骨术治疗骨折损伤三期辨证内外用药后期的康复阶段。

（1）投以李氏治伤秘方中的"滋补肝肾汤"和"大补真元汤"加减。方药组成：熟地 30g、枣皮 20g、怀山药 20g、首乌 30g、黄芪 30g、黄精 30g、人参 30g、枸杞 30g、牛膝 15g、杜仲 20g、肉苁蓉 20g、白术 20g、茯苓 20g、桂枝 10g、炙甘草 10g、当归 30g、白芍 20g、川芎 20g、五加皮 30g。使用方法：水煎浓熬，饭前日三服，每次 50—100ml。这样大剂滋补肝肾、补益气血、增补真元、温经通络等内治法则，连服 1 个疗程。

（2）结合在腰骶及双下肢施以针灸、拔火罐、烤神灯、理疗等局部的治疗。

（3）主动地进行被动功能锻炼、手法适宜的推拿按摩贯穿在整个治疗和康复过程中。

（4）针对王老这样典型案例的治疗和康复，李老他们充分调动和发挥患者的自信心和自愈能力，并指派专人、专管，用心、耐心地治疗处理。

又经第二步 1 个月的治疗，患者基本康复如常，信心百倍地散步行走、练气功、打太极拳等。在高兴之余，又作诗两首："独竖一帜君唯奇，偏角小楼巧行医，济世疗疾显身手，神骨自然有魔力。""妙手回春脉络新，神功入巧骨质灵，掷杖床前起病体，重开步履笑残身。"这些充分表达了患者的感激、喜悦之情。经整整 2 个月余的有效治疗，患者康复出院。

十四、肋骨骨折

案 谭某某，男，73 岁。1994 年 11 月 19 日，因车祸撞击右侧胸肋部，急送地区医院救治。经摄 X 线片和 3 次 CT 检查对症抗炎等治疗 20 天后，不但右侧前胸肋软骨骨折，未查出，而且疼痛加剧，咳喘加重。于 1994 年 12 月 7 日转到李老处求治。查：患者半仰坐体位，痰湿体型，不能平卧，面浮眼肿，口干渴，咳嗽喘急，痰多浓稠。张口抬肩，时时呻吟，痛苦不堪，脉象浮滑，舌苔白腻，患者素有慢性支气管炎、肺气肿、肺心病病史，此次车祸骨折后又急性发作。右侧胸肋部压刺痛明显，咳嗽深呼吸痛甚。有明显骨擦音。胸廓挤压试验阳性。即以①慢性支气管炎伴肺气肿急性发作。②右侧前胸 8—10 肋软骨骨折收治入院。

【治疗经过】

第一步：按中医"急则治其标，缓则治其本"的治疗法则：支气管炎、肺气肿、肺心脑病是其主要矛盾。即遵《金匮要略·支饮篇》云："支饮为患，喘息不能平卧者，木防己汤主之。"方药组成：急投以大剂，木防己汤加味：防己 50g、石膏 50g、茯苓 30g、泽漆 30g、桑皮 30g、陈皮 20g、木香 20g、人参 30g、麦冬 30g、五味子 10g、桂枝 10g、葶苈子 20g、苏子 15g、杏仁 20g、桃仁 20g。服用方法：水煎浓熬，频频咽服 2 日后，患者自觉症状大减，口干渴饮减少，头昏、咳嗽喘息多痰减轻。效不更方，在前方基础上，药味及剂量进行适当加减：防己 30g、石膏 30g、茯苓 30g、泽漆 30g、桑皮 30g、人参 30g、麦冬 30g、五味子 10g、桂枝 10g、葶苈子 20g、桃仁 20g、白术 20g。服用方法：水煎浓熬，饭后日三服。连服 3 剂后，患者减轻，痰少咽利，喘满平息，食欲大增。

经过以上近 1 个疗程《金匮要略》的木防己汤的重剂药专力猛的对症有效的治疗，解除了患者气管炎、肺气肿致肺心脑病等临床重症的主要矛盾。患者进入下一步治疗。

第二步：患者由于车祸所致的骨折是右前胸 8—10 肋软骨骨折，在 X 线下是不显影的，所以多次摄 X 线片和 CT 都漏诊。因此第二步的治疗乃施以李氏传统中医正骨术中的"咳嗽负压端提旋挤手法治疗肋骨骨折"的整复手法进行。

（1）患者取端坐位，先让患者双手十字交叉抱后枕部。助手甲用双手穿过腋下八指交叉向后上牵引，助手乙双手分别稳压住双侧膝关节，李老以弓箭步站蹲在患者右侧，用左手掌指抱患者左腰部，右手掌指横抱在右侧胸软骨部，嘱患者忍痛咳嗽一声，李老即随患者咳嗽产生负压时，双手掌指同时用旋挤按压的手法使骨折复位。此时即听到和触感到骨折复位声响，手法整复即告成功。

（2）接下来，用备好的李氏骨伤秘方中的接骨续筋膏贴敷在骨折部。又用李氏正骨中的软夹板加绷带缠绕提吊的方法给予包扎固定。2 天换敷包扎 1 次。并鼓励患者下地多站立平地行走。

（3）内服李氏正骨秘方中的"跳骨丹"。服用方法：每晚睡前用黄酒吞服 2g，连服 7 日。

第三步：患者咳嗽多痰，喘息不能平卧的支饮为患：即慢性支气管炎、肺气肿、肺心病以及重症肺心脑病的急性发作，现已基本平息和控制。但因患者病程长、年龄大、病情重的缘故，乃投以都气丸和参麦饮加减，以巩固疗效和善其后。方药组成：熟地 30g、枣皮 20g、怀山药 20g、丹皮 12g、泽漆 20g、茯苓 20g、五味子 10g、人参 30g、麦冬 20g、白术 20g、桑皮 20g、陈皮 20g、葶苈子 15g。服用方法：水煎浓熬，饭前日三服，连服 1 个疗程。骨折局部乃贴敷，接骨续筋膏软夹板固定包扎一疗程。更鼓励患者多行走散步，加强主被动的功能活动，增加自身的抗病能力和免疫能力。

经过 48 天的治疗，患者于 1995 年 1 月 21 日治愈出院。

第六章

医话随谈

责无旁贷继承和发扬中医药学

各位领导、各位来宾、各位家长：

我的发言主题词有三点：

一、祖国传统中医药学是一个伟大的宝库。

二、我们必须责无旁贷地继承和发扬她。

三、我们如何继承。

首先，祖国传统的中医药学有着数千年的悠久历史，我们的祖先，历代医学家在长期与疾病作斗争的过程中，不断积累有丰富的宝贵经验和完整的理论体系，为中华民族的繁荣昌盛和世界人民的健康事业做出了巨大的贡献。为此，祖国的医药学是一个伟大的宝库，应当努力发掘，加以提高。

其次，祖国的传统中医药学有浩如烟海、博大精深的医学专著，有蕴含着深远的理论和丰富的经验，更有党的中医政策和党的十一届三中全会以来，改革开放的大好形势。随着人民生活水平不断提高，各行各业向高科技发展，建筑房产工程的大量兴起，交通事故的不断增加，各种骨折损伤患者日益增多。就我们涪陵而言，不但无骨伤专科医院，而且乏人乏术，一些骨折损伤患者大都不愿意接受西医开刀手术，而四处求医无门。有的患者带着极大的伤痛，劳民伤财跑到五六十里乡下求医，以致治疗不当，延误病情，失治误治者多之，导致终身残疾者更大大有之。鉴于此，中医事业如何顺应这样的历史潮流，如何适应广大民众的迫切需要，在我们面前继承和发扬祖国医学遗产，振兴和发展中医事业，这是我们每个医务工作者，炎黄子孙义不容辞的责任。

最后，传统中医，有着它独具特色和传统继承的方法。在如何继承上，党的中医政策仍然是坚持两条腿走路的方针，一是由学校培养，二是由有经验的名老中医带徒培养，我本人就是新中国成立后代徒培养的第一批中医学徒。今年春天，北京、上海等地一批德高望重的名老中医专家老师招收学生的拜师仪式，在电视里有所报道。办法是：师徒自愿，经有关单位同意。学满出师后，通过卫生主管部门考试及格，即可为合格医生，单位招聘录用和自行开业均可。最后，让我们共同努力，为继承和发扬祖国医学遗产，振兴和发展中医事业奋斗终身。谢谢大家！

（"李志沧传统中医正骨术"第一届学派师生联谊扩大会议，

1992 年 10 月 11 日，于涪陵地区老专署内大礼堂）

继承传统中医宝贵，挖掘整理学术经验

各位亲朋、各位来宾、各位师门代表传承者们：

大家好！

今天我们在这里举行纪念先父李济春老先生百周年诞辰大会，有三重意义。

一、首先是重师敬孝。先父为丰都县一代名老中医，新中国成立前后都在从医，为民疗疾，济世活人，普救含灵，广招徒弟，培育桃李，身处在 19 世纪初叶，在那贫穷落后的年代里，具有这种高贵的为人品德，高尚的医风医德和全心全意为人民服务的思想，确实难能可贵。为此，这次活动的主持者，用心良苦地将各位宾朋好友、亲属友人、各代弟子学生及子孙后代从四面八方请来这双路小镇聚集一堂，敬奉孝心，尊师重道，是很有必要的，更是独具一番意义的。

二、加深对李氏中医学派学术体系的认识和了解，以及加深相互之间的友谊和感情。

三、对李氏中医学派的学术思想、理论体系及先父 40 多年毕生最宝贵的临床实践经验，作一次全面的总结、继承，并使之发扬光大。

首先，先父李济春，生于 1897 年 4 月，祖籍四川丰都莲花洞。于1915 年 19 岁时在丰都县双路镇上创立德济堂，悬壶济世，毕生从医。他擅长中医内、妇、儿、外、伤科，更宗《伤寒论》《金匮要略》，专治疑难

重症，名噪乡里。在他行医的年代里，即 19 世纪初叶，正值中华民族饱经战乱，当时疾病流行，瘟疫四起，饥荒灾难，民不聊生，沿门阖户，病毙无数。先辈们在那饥寒交迫、缺医少药的偏远深山乡村里，不辞昼夜辛苦，不计个人安危和名利得失，一心扑救，济世活人，其医德医绩，有口皆碑。现收录几则病例说明。

案 1 1926 年，莲花铁石坪王家有个 10 岁左右的男孩，在竹林里腹部被一竹尖刺破，肠子冒出一堆，父母及同院人们惊呆了，大家都不知所措。当时请父亲去治疗，经父亲诊断考虑之后，马上以盐开水洗手消毒，将肠子一一塞进肚子里。因当时条件所限，仅以衣用针线缝合。据父亲说：在塞肠子时，很不好操作，把肠子塞进去又冒出来，很费了一些时间才塞完缝好。用中药包敷伤口，换药 3 次即愈，后于 1936 年，他又见到这男孩时，业已长成大人。

案 2 到双路开药铺以后，1934 年左右，双路镇上有个叫何美卿的患者患伤寒厥阴证，因病情危急，出现神昏谵语，于是将王正立医生、向桂五医生和我父亲请去会诊，三位医生都是当时双路镇上开业的中医生。由于何美卿是双路的袍哥大爷，码头上许多人都去看望，生死在此一诊，气氛十分紧张。因此三位医生必须十分慎重，在场有人建议：三位医生检查后各开处方，各说明理由。父亲立了处方，当时开的是回阳四逆汤，并作了说明，此病症虽然出现了高热汗出，心烦口渴，神识昏迷，谵语如狂，可是详审其病症，热欲近衣，渴喜热饮，脉微欲阙，舌淡不燥等一派的真寒假热之险症，用药立法必须以干姜、附子、肉桂、人参等大热大补的回阳救逆之品。父亲当时就下了断语，非此不行，非此不救，并说："大家如不相信，今夜我就留在患者家里，待患者服药后，病情好转清醒了我才走。"于是来客们都待患者频频服药后，舒适缓解清醒了才离开。随后，父亲继续调补治疗两周，患者病体痊愈。此病例治好后，一时震动了双路乡镇，"妙手回春""起死回生""华佗再现"等等表明先父精湛医术的称赞流传至今。

案 3 1948 年秋，刚上任的双路镇镇长王铁生之子，患小儿肺炎，高热不解，经县城几家中西医多次治疗，病情更加危重恶化，即返回双路镇准备待毙。经亲属介绍，患者家属抱着"死马当活马医"的思想求诊先父。先父诊后，症见大烦大渴大热，脉洪大实，舌苔黄腻干燥，不大便六天的阳明腑实证。急立以大承气加白虎汤 1 剂，解出秽臭大便一碗，症状大减，后调理而愈。镇长非常感激，在一片鞭炮声中，当众给先父赠送医书三部，并在先父"德济堂"药铺大门上方，挂一"触手生春"四个金字的大匾，以表谢意，此匾一直保留到 1960 年。

案 4　新中国成立后，1956 年在丰都县卫生科开全县老中医座谈会，全县的中医高手也只有 20 余人。会议期间卫生科来一个临床诊断。患者是县文化馆久治不愈的老病号。医生多，患者只有一个，卫生科定了一个办法，老医生互相推选 5 人来临床，检查后，各人立方，并说明理由，然后再全会公决。照办法进行后，推选出父亲在内的 5 人，诊后只有父亲的立法处方与众不同，于是由父亲说明了理由，并作了未来诊断，此患者病入困境不能根治，药物只能延缓时日，此人寿命只能活二至三年。后于 1958 年该患者果然不治而死。

先父从医 40 余年，临床经验丰富，立法处方独特，治疗效果卓著，群众信誉很高。由于年代久远，加之尚未很好总结以上几则病例，这是经大哥和双路镇上的几位老人回忆的。而这仅仅是父亲医学生涯中颇有学术价值的一个片段而已。

新中国成立前后，先父共带中医徒弟 42 人。他首先重医德教育，进门的第一课是祖传的"四字六六诀"。四字"真诚善良"。六六诀是"六要六不要"，即一不违法乱纪，二不丧天害理，三不欺师灭祖，四不斗殴行赌，五不伤身害命，六不奸盗邪淫。六要为：一要爱国爱民，二要济世活人，三要思想纯正，四要谦虚谨慎，五要尊师重道，六要求实勤奋。

先父从 1915 年在双路镇上成立"德济堂"开始行医，直至新中国成立后的 1957 年，陆续收纳向碧成、陈泽生、甘达生、刘集荣、曹承凤、刘在师、刘德金、向济安、甘业方、李志沧等 42 名徒弟。先父还是全区函授学习中医的辅导老师。

新中国成立后，在党和国家中医政策的感召下，传统的中医事业获得了新生，先父参加了"中医工作者协会"，又相继成立了联合诊所。他以40多年丰富的临床经验，竭诚为大众服务。第一，他为了人民的健康，不分白天夜晚、大风雨天，年近花甲，跑遍田野乡村，不辞辛苦地帮助人民解救疾苦。第二，继续为祖国培养中医人才，精心传道授业。谆谆哺育桃李，我和在场的刘德金院长、向继安等就是新中国成立后即1955年第一批中医学徒。新中国成立后，先父的学生遍布双路各乡镇，并均为各医院的技术骨干。为了新中国的建设，为了继承和发扬祖国医学遗产，为了人民的健康事业，先父勤勤恳恳、兢兢业业地工作着，劳动着。20世纪50年代他成为丰都县一代名老中医之一，模范先进工作者。但不幸的是，先父于1957年12月5日因病逝世，享年60岁。

先父虽然离开我们已经40年了，但他的学术思想、理论体系，40年来的临床实践所积累的宝贵经验，却永远留在了我们的心中。他的医德医绩，也永远传颂在广大群众之中。我们应继承先父遗志，认真总结先父的宝贵经验，一代一代地传承下去，并不断地发扬光大。

（"李志沧传统中医正骨术"第二届学派师生联谊扩大会议时间，1997年4月27日，丰都县双路镇学派第三代传人李济春墓地）

老年自知夕阳短，必须扬鞭自奋蹄

尊敬的各位嘉宾，各位亲朋好友：

大家好！

今天是涪陵老年大学中医骨科设立专家门诊部挂牌开业的大喜日子，在此，我谨代表门诊部的全体员工，向来自涪陵、丰都、南川、垫江、武隆的各位嘉宾、各位亲朋好友表示热烈的欢迎，向关心支持中医骨科事业的各级领导、各界人士表示诚挚的谢意。

涪陵市老年大学中医骨科诊所是由一个专为老干部服务的医务室通过

几年艰难的创业历程逐渐发展起来的，这当中有自己多年的心愿和梦寐以求的追求。同时更承蒙各级领导、各位亲朋好友多年来的亲切关怀和无私支援。值此我再次向各位嘉宾和亲朋好友表示深深的谢意。

在中共十五大精神的鼓舞下，为适应当前经济建设快速发展的大好形势，应广大伤患者的迫切要求，鉴于中医骨伤专科在涪陵乏人又乏术的情况下，特在这里增设一个中医骨科专家门诊。在今后的工作中，我们既要注重理论研究，又要以严谨的态度进行医疗实践，并以高尚的医德、良好的医风、热情的服务、熟练的医技，为民疗疾，为继承和发扬祖国的医学遗产，为振兴和发展涪陵中医骨科事业做出新的贡献。

"老年自知夕阳短，必须扬鞭自奋蹄"，让我们共同祝愿门诊部开业大吉，中医骨科事业兴旺发达。谢谢大家！

（"李志沧传统中医正骨术"第三届学派师生联谊扩大会，
1998年，于涪陵市老专署内）

百头来可惜年暮，夕照亦当献晚晴

各位亲友、各位来宾，女士们、先生们：

大家好！

今天，我们相聚在这里，共同庆贺我大哥李志渊先生八十寿辰。在此，我首先向他致以最热情的生日祝贺，向前来祝寿的各位亲朋、各位来宾表示最热烈的欢迎，并向为今天祝寿繁忙的各位亲朋好友表示衷心的感谢。

我大哥生于1920年三月初八，今年80岁了。他青少年时期聪慧过人，勤奋好学，人品端正，大方出众。23岁就考入国立政治大学，28岁步入政府及军队取得了县团级之职，真所谓是少年得志，风华正茂。继后，回到家乡，他曾参加组建丰都县第一个民办完全小学（即现在平都中学的前身），为丰都的教育事业做出了很大的贡献。步入中年后，他历经风雨坎坷，历经艰辛沧桑，锻炼出了坚韧不拔的意志和超越凡人的毅力。在人生的历史长河中，他平安地步入老年。但步入老年后，在我县严重缺乏英语师资的情况下，他不顾60多岁的高龄，还继续为我县教育事业出力，曾先后在丰五中、丰七中、丰都中技校等学校执教英语。由于他工作认真负责，兢兢业业，为人师表，教书育人，无论在哪里，都深得老师和家长的好评，深受学生的尊敬。

风雨八十载，弹指一挥间。80年来，我大哥除学有所成外，还博学多才，他一生酷爱中华武术和传统中医，曾担任丰都县武协委员及武术教练。他倡导强身健体，练武习德，传授培养武术人才数十名。在继承和发扬祖国传统医学中，他对中医内科、针灸有较深的研究和丰富的临床经验，常无私地为家乡和周边群众除病疗疾，深受广大乡亲们的欢迎和爱戴，是我们学习的榜样。

百头来可惜年暮，夕照亦当献晚晴，人活七十古来稀，而今八十不为奇。让我们衷心地祝愿我大哥百年长寿，合家欢乐，福如东海，寿比南山。

最后再次感谢各位来宾的光临，谢谢大家！

（"李志沧传统中医正骨术"第四届学派师生联谊扩大会，
2000年4月16日，于丰都县双路镇上）

回首过去，无怨无悔；展望未来，任重道远
——李志沧骨科医院成立庆典暨《李志沧医学文选》首发式大会上的讲话

尊敬的各位领导、各位来宾：

涪陵区李志沧骨科医院成立庆典暨《李志沧医学文选》的首次发布大会，今天在这里隆重举行。我谨代表医院全体职工，向前来参会和祝贺的各位领导、各位来宾、各位亲朋好友表示最诚挚的欢迎和最崇高的敬意。

李志沧骨科医院从申办到筹建，以及《李志沧医学文选》的撰写至

成稿，整个过程中均得到了各级领导的热情关怀和大力支持，同时也得到了各位亲朋好友的亲切关注和无私援助。此时此刻，我心潮澎湃，感慨万千，大家是我事业成功的坚强后盾和最有力的支持者，在此我深深地道一声谢谢，衷心地感谢你们！

抚今追昔，感受殊深。我出身四代中医世家，受家风的熏陶，从小立志继先辈，承医业。20世纪50年代初，在党中央中医政策的感召下，我荣幸步入杏林，成为继承和发扬祖国医学遗产的一员。自此以后，历时46年的医学生涯，我勤求古训，孜孜不倦，博采众长，既学传统宝贵经验，更吸现代医学精华，誓愿普救含灵之苦，济世活人，造福于民。

医院的诞生，不仅填补了涪陵城区内缺乏中医骨科医疗机构的空白，而且它是一家自力更生、不花国家一分钱创建起来的私立医院。为给国家排忧解难，先后解决了5名下岗职工、6名待业青年和2名残疾青年在我院工作。我们的医院不仅突出中医特色，开展中西医结合，而且将认真贯彻"救死扶伤，实行革命的人道主义"精神，全心全意为广大的伤患者服务。更重要的是，我们顺应了历史潮流，率先迈出我国医疗体制改革的坚定步伐，迎接我国西部大开发的伟大战略宏图！

今天，我们还正式举行由中国中医药出版社出版的中国当代基层医学家文集《李志沧医学文选》新书发布会。本书是我行医四十多年宝贵经验的总结和心血汗水的结晶，是我在博大精深的祖国医学宝库中孜孜追求数十载的见证。我把它奉献给各位同仁和广大读者，以求抛砖引玉、切磋技艺，为祖国医学和涪陵骨科事业的发展做出一点贡献。

骨科医院成立以后，我们将作出如下承诺。

一、以灵活的、科学的、切实可行的管理体制和运行机制办好办活医院，为伤患者提供优质服务。我们会把患者当亲人，当朋友，一切为患者，想患者之所想，急患者之所急，帮患者之所需，患者的要求就是我们的追求，把优质服务落实到每一个工作环节上。

二、简化一切诊疗手续，方便群众就医就诊，医院坚持24小时和节假日照常应诊，对一些行动困难、就医不便的伤患者，提供上门就诊就医和接送服务。

三、医疗技术的高低和医疗质量的好坏是取决于医院生存与发展的关键。医院将采取多种形式、多种渠道、多种方法，如每周4个晚上业务理论学习，上班临床讲解，利用请进来、送出去、专题讲座、上课讨论等系统和灵活的学习、培训方法，提高每一个医务人员的技术水平和业务能力。临床工作上，必须认真负责，一丝不苟地对待处理好每一个患者和每一个细小环节，尽一切可能做到来一个治好一个，满意一个。

四、做到合理收费，减免收费。对离休老同志，年逾七旬以上的老年患者，下岗职工、残疾患者，一律免收挂号费，对特困户，凭相关单位证明可酌情减免手术费。医院组织服务队，将不定期地在城内及各乡镇开展义诊活动，为边远山区送医送药送温暖。

以上承诺虽然不多，可是要切实认真做到、做好不是那么容易的。但是我们相信，我们医院在各级政府、有关领导的热情关怀和大力支持下，在各级老大哥医院和各位老领导、老专家、老中医、老同行们多年办医、办院丰富经验的指导和帮助下，在各位亲朋好友一如既往的无私支援下，我们的医院将会越办越好，我们的事业一定会兴旺发达。

同志们、朋友们，回首过去，无怨无悔；展望未来，任重道远。让我们以成功喜悦的步伐跨入21世纪，去迎接更加美好的未来和胜利辉煌的明天。再次谢谢大家！

（"李志沧传统中医正骨术"第五届学派师生联谊扩大会，

2000年6月26日，于涪陵中山宾馆大礼堂）

突出中医特色，开展中西医结合，医院健康发展

一、传承中医瑰宝，打造特色品牌

涪陵李志沧骨科医院，于2000年元月，经涪陵区卫生局批准，正式

成立的一所民营医院。我是医院的创始人李志沧，出身三代中医世家，受家风的熏陶，从小立志继先辈，承医业。1955 年春，在党的中医政策感召下，我荣幸地步入了杏林，成为继承和发扬祖国医学遗产的一员。自此以后，我孜孜不倦，刻苦钻研，勤求博采，遍访名医，先后赴重庆、成都、上海、北京等中医药大学进修深造中医、中西医结合骨科 4 年。在我50 多年的学医生涯中，深得我的启蒙老师、父亲李济春，姨伯父刘玉生及老师秦湘泉以及全国著名骨科专家郑怀贤、尚天裕、郑效文、杨国忠等老师的亲自指点传授，使我不断地锻炼成长。

在长期的医疗工作中，我目睹过患者的断肢残体，耳听过患者的凄惨呻吟，每每产生一种设想，为什么手法能治疗的骨折非要用手术开刀治疗？怎么才能使博大精深、源远流长的中医骨科特色疗法发扬光大？为此，我立志主攻中医骨科专业，决心努力学习和潜心研究前人的整复手法经验，并在临床中实践应用，后又对自己 50 余年来对数万例骨折患者治疗全过程进行总结，以及临床中如对 33 种骨折整骨手法进行创新，再结合现代医学的一些先进诊疗手段，进一步证实了手法治疗骨折的科学性和实用性及可信性。由此，经过反复总结，历尽艰辛，李志沧中医骨科特色逐渐在我地形成独特的品牌效应。

在学术理论方面，我总结撰写的医学论文 60 余篇，分别发表在国际国内学术大会上并获奖。1998 年由中国中医药出版社出版了《李志沧医学文选》一书，开创了涪陵医学界著书立说之先河。我还分别担任《中国老年医学大系》丛书和《中西医结合骨伤科诊治学》的副主编，现为世界中医骨科联合会副主席，全国骨内科学专业委员会副主任，国际针灸骨伤科医院名誉顾问，荣获"国际优秀中医骨科医师"和中华骨科"名院名医名牌"称号。多年来，培养和造就了大量的中医骨科人才，退休后，创办了自己的一所骨科医院，于 2006 年经卫生局批准，正在为发展 100 张床位而不懈努力工作。

二、继承中医事业，注重人才培养

1989 年底，我由丰都县中医院调来涪陵地区老年大学，除为地区老干部当好保健医生外，先后自发地招收了多批中医学徒、实习生、进修生。首先以传统中医入门的"十要十戒"对学生进行医风医德的教育；以中医大专教材系统上课，每周星期一到星期六晚上理论学习 3 小时；实施军事化管理，每天早上武术基本功训练 2 小时，周末考试 1 次。学生每天跟师上班，在临床实践过程中，我将自己几十年积累的宝贵经验，毫不保留地将一个个法则，一个个方药，一个个手法，手把手地传道授业给他们。这种理论与实践相结合、中医和西医相结合的良好学习方法，使学生既有强劲的体魄，又具有良好的医风医德，更有为广大伤患者服务的医疗技能。经多年的辛勤耕耘，我所培养的学生，都分别走向不同的医疗岗位，留下来的也成为我院中医骨科人才的业务技术骨干，为我院突出中医特色、开创李志沧特色品牌打下良好的人才基础。

三、发扬中医特色，打造自身品牌

18 年前，我在老专署内，大礼堂里的一个条件简陋的偏角小楼里，凭着自己忠厚的为人与良好的医风医德，凭着自己扎实的基本功，凭着踏实苦干和勤奋努力的工作状态，更凭着自己一颗为继承和发扬祖国中医事业而努力奋斗的决心，不断地突出医疗特色，逐渐打造自身品牌。在骨科领域里，我坚定不移地抓住突出运用深受广大伤患者欢迎的、中医传统的骨伤科手法。正如《医宗金鉴》所云："知其体相，识其部位，一旦临证，机触于外，巧生于内，手随心转，法从手出，以手摸之，自悉其性，法之所施，不知其苦，堪称手法也。"在治疗过程中，我尽量采用传统中医骨伤科方法治疗患者。即早期采用少损伤或不损伤的手法整复复位，合理有效地小夹板局部外固定，积极适当地进行功能锻炼，和中医早、中、晚三期辨证内外用药。另外，我根据自身临床总结出治疗骨折的 33 种创新手法，和 9 种创新的小夹板固定方法，以及内服外敷膏、丹、丸、酒的秘方秘法，这些都可使患者不开刀，损伤小，不住院，痛苦少，疗效佳，花钱少，骨折愈合快，功能恢复好，大大减少了因不必要的手术给伤患者带来的身心痛苦和各种负担，赢得了广大民众的高度信赖与好评，逐渐在我市区县形成了李志沧中医特色的品牌效应。

四、坚持中医特色，提高中医疗效

医疗质量是医院的生命，数千年来祖国的中医事业不断地发扬光大，能为中华民族的繁荣昌盛和人类的健康事业做出巨大的贡献，关键在于有其独特的医疗效果。老百姓有个说法：即使你说得再好，关键是要医得好病，你就是好医生。医学科学发展至今天，人们对医生的要求，不仅是要用最快最好最省的方法治好病，而且要经得起现代医学科学方法的检验，更要做到大家都满意。例如，两年前的一个深夜，原地委老干部陈某的老伴，右手桡骨远端四度粉碎性骨折，一家10多人送来我院，指名要李志沧治疗。恰恰我不在家，经李朝阳耐心解释，再三说服后，即用手法整复复好位，夹板固定，接好后照X片检验，确认对位对线良好后，一家人才满意而归。又如兴华中路一老年右股骨粗隆间粉碎性骨折患者刘某，女，77岁，13年前左股骨颈骨折，经我们在老专署给她治好后，不但全家很满意，还到处宣传李志沧医院好。2007年4月22日，老太太右腿又骨折了，急送我院治疗，共住院51天，加上一些内科病用药，共花医疗费用4400余元就治愈出院了，出院时，老太太握着我的手说：李医生，你们的技术硬是好啊，我这么大年纪，两条腿都跌断了，都是你们给我接好的，不开刀，没有痛苦，花钱也少，今天出院还照了片的，都说接得很好，骨头长得也很好，还亲自用车送我回家，真是太感谢你们了！”

自建院以来，我们始终坚持突出中医特色，狠抓医疗质量，赢得了广大伤患者的信赖与好评，我们用最朴素的十二字来总结它："来院一个，治好一个，满意一个。"当然说来简单，可要做好就很难，这就要求每位医生护士，既要突出运用好我们自己的特色品牌，掌握好过硬的医疗技术，又要具备高度的责任感和事业心，只有这样，才能收到良好的社会效益，我们的医院才会持续健康的发展。

五、突出品牌特色，发展特色医院

骨科领域里，在突出中医特色，发挥自身品牌效应的同时必须与现代医学相结合，走中西医结合的道路。目前，治疗骨折，大体上分中医手法接骨、西医手术内固定及有限手术 3 种。它们都各有其适应证，临床应根据骨折具体情况、设备条件、技术能力和医生经验辨证施用。但多数学者一致认为，假若中医手法接骨能取得手术开刀同样的效果，还是以中医手法接骨为好，不能以医院和医生的经济效益为重。因为手术要损伤骨折的血运，降低骨折的自身修复能力，把闭合性骨折变成开放性骨折，带来一些并发症和不良后果。因为不必要的手术会给骨折损伤患者带来极大的危害，所以，院方和医生只应做那些非做不可的手术，而不要做那些只顾挣钱的手术。在我国的现行条件下更应慎重，更何况有党和政府要认真解决好群众"看病难、看病贵"的惠民政策。就目前我们医院就诊患者来看，门诊量平均每天为 60—70 人次，住院患者常住率为 40—50 人次，用纯中医治疗的占 30% 左右，用中西医结合治疗的占 65% 左右，用纯西医治疗的仅占 5% 左右。为此，我们必须牢记，一切从实际出发，一定要以患者的利益为重，中西医必须真正有机结合，为患者服务好。只有这样，我们的医院才会越办越好，李志沧特色品牌、李氏学派才能发扬光大。

（"李志沧传统中医正骨术"第七届学派师生联谊扩大会，
2008 年 6 月 27 日，于涪陵宏声度假村会议厅）

志存四海，功著千秋

尊敬的各位领导、各位嘉宾：

大家好！

阳光六月，温暖大地，在这举世闻名的榨菜之乡、美丽富饶的涪陵城，迎来了重庆市涪陵区中医药学会举办的名老中医学术研讨大会，这是一次为继承和发扬祖国医学遗产，振兴和发展中医药事业的呐喊大会、誓师大会，多么令人高兴，令人振奋。值此良辰，我特向大会致以热烈的祝贺，并对来自成都、重庆、涪陵、南川、长寿、丰都、垫江、武隆等地的各位领导、各位专家学者、各位同道们致以热烈的欢迎和崇高的敬意；并向组织和参与这次大会的领导和朋友们表示衷心的感谢。

岁月悠悠，如歌如诉，忆往昔，我感慨万千，70 年前，我出生在一个中医世家，受家风的熏陶，从小立志继先辈，承医业，1955 年在党中央中医政策的感召下，荣幸地步入了杏林，成为继承和发扬祖国医学遗产的一员。55 年的医学生涯，饱尝人间的辛酸苦辣；55 年的经验积累，特色品牌遍及渝巴；55 年的辛勤耕耘，不断创新，自成一家；55 年的不懈努力，逐渐构建一个新的能够体现自身规律的理论内涵和大量的临床实践经验，并提出一系列自身创新的新论点、新手法、新的固定方法和行之有效的秘方秘法，从而形成特色品牌效应。这就是我在中医骨科领域里的探索和追求，可谓 55 年磨一剑。历程是艰苦的，成就是甘甜的。正如元朝诗人王冕曾有咏梅诗说："冰雪林中著此身，不同桃李混芳尘，忽然一夜清香发，散作乾坤万里春。"

中医骨伤科学作为中华民族优秀文化的重要组成部分，在这时代的潮流中，突显优势，它不仅有以中医学为基础的系统科学理论，而且有以疗效高、治疗广为特点的高超技术，充分体现了动静结合，内外兼治，人与自然相结合的局部与整体统一的学术流派风格。可谓是集传统医学优势之大成，我们为能从事这样一门专业，献身于这样一门学科，造福于全人类，而倍感自豪，深感自信。

21 世纪，将是新科学、新技术高速度发展的世纪，对我们所从事的传统医学而言，将面临着无限发展的机遇，也同样面临着重大的挑战。我们都是传统医学的忠实继承者，我们要继往开来，以烈火真金的英雄气慨、自信自强的决心，为中医事业代代相传，发扬光大，为开创中医事业的新局面，为铸造 21 世纪中医药事业新的辉煌做出更大的贡献。朋友们，让我们精诚团结，增强合作，志存四海，造福人类，功著千秋。谢谢大家！

（"李志沧传统中医正骨术"第八届学派师生联谊扩大会议，

2010 年 6 月 26 日，于涪陵区妇幼保健院大会议厅）

第七章

薪火相传

第一节

学术传承

一、家族传承

李志沧传统中医正骨术是经家族先祖——曾祖父李万刚传承祖父李世林，由祖父李世林传承给李德洪，再由李德洪传承给第四代传人李志沧，由李志沧传承给第五代传人李朝阳。这样传承了五代，历经164年，具有浓厚的巴渝传承特色和地域特色。李志沧传统中医正骨术，不仅流传在巴渝周边各区市县，而且在长江流域沿线均已深入人心，受到广大伤患者的信赖与好评，更是得到了各地医院同行者们的敬重和肯定。

二、带实习生传承

涪陵地区卫生学校，每年输送出来的中医班学生、大中专学生，都要在涪陵地区周边各市区县人民医院、中医院实习。李志沧传统中医正骨术已成为他们轮流实习的必修课。一部分学生毕业后，会选择从事中医骨科专业。他们在日后的临床工作中，以实习学到的李志沧传统中医正骨术知识为基础，通过自身不懈的努力，已经成为各地各医院中医骨科的骨干人才，并晋升为中医骨科专业高级人才。如许正发、李朝阳等，均成为李志沧传统中医正骨术的第五代出色的传人之一。

三、带进修生传承

李志沧传统中医正骨术的特色口碑，由于在巴渝及其长江三峡流域的传颂，不少市区县医院和从事中医骨科的专业医生，都纷纷慕名前来进修学习，取经求学。这些一批又一批的基层中医专业人才，经进修学习返回各地基层后，为继承和弘扬李志沧传统中医正骨术起到了积极的推动作用，更为广大伤患者及时有效、简单方便地解除了终身之苦、切身之痛，为济世活人、造福于民做出了极大的贡献。

四、举办骨科专业训练班传承

20 世纪 80 年代中期，在丰都县政府和丰都县卫生局的大力支持下，举办了第一期中医骨科专业训练班。巴渝周边各地基层医院选送学员 70 余人，全班历时 1 年的学习，上半年以理论学习为主，下半年进入临床实习。学业完成后，经考试合格者由丰都县卫生局发结业证书。这个学习班的成功举办，不仅为基层中医骨科人才储备了力量，更对李志沧传统中医正骨术的发扬光大、传播继承有着极大的现实意义和深远的影响。

五、带徒传承

20 世纪 80 年代末—90 年代初，我国的外出打工高潮尚未形成。一部分初中毕业、高中毕业后的失学学生，以及待业青年、失业青年，他们的就业门路十分困难，因此很多慕名李志沧传统中医正骨术的学生、家长通过各种渠道上门拜师学习。为了适应我国经济建设、改革开放的需要，为了顺应广大民众伤患者的迫切要求，为了李志沧传统中医正骨术的传承发展，为了培养造就有良好素质的接班人和优秀的中医骨科人才，李老择优选中了一批又一批的学徒，即从 1989 年起，在涪陵地区老专署内，经有关部门的批示，招收接纳批量（一批 20 人左右）的中医学徒。

第
二
节

薪火医话

学派事业在发扬，学派传人在前进

尊敬的各位长辈，各位来宾及各位师兄弟们：

大家好！

我发言的题目是《李氏中医在发扬，李氏传人在前进》。

在中医世家的熏陶下，父辈李氏三兄弟，即立志继祖辈，承医业，他们在各位师伯、师叔的共同帮助下，在继承祖辈传统中医的基础上，不断地有所发展，有所创新，有所前进。

大伯李志渊，少年即随父学医，练武，直至现在古稀之年，仍用自己的专长即中医骨科、针灸技术为广大人民群众义务地解救疾苦，济世活人。更以自己的武术特长，成为丰都县武协委员、武术教练，义务地为大家传授武艺，让大家强身健体。这种老而不弃的精神，确令人可敬可佩。

小叔李志郎，从小随两位兄长习武学医，又深得重庆市武协副主席、山城四老将之一的杨国忠老师等高人指点传授。年轻时，苦练一身武术，以丰都县武协委员、武术教练之职，长期在民间广为带徒，传授武艺，又结合父兄所传授的中医内科、骨伤科、推拿按摩等医疗技术在乡村为广大民众防病治病，救死扶伤，深受大众的好评。

在座的 84 岁高龄的师伯向碧臣，最早随先祖父学医，是祖父招收的第一位中医学徒。出师后，在祖父德济堂中药铺里帮业行医，新中国成立后，参加联合诊所，为广大人民群众解救疾苦，传授带徒至今。现不顾年迈身残之躯，仍为广大人民的健康事业不息地劳碌着。这种为人民服务的精神确实难能可贵。81 岁高龄的师伯甘达生，长期工作在深山老林的莲花洞，为广大人民群众解救疾苦，防病治病，他不辞劳苦，任劳任怨，平易近人，博得了广大人民群众的一致好评。

师伯刘德金院长，同先父一道学医，后又参加大战钢铁，苦熬苦练在大山矿洞里，1962 年后，志愿申请工作在莲花洞，此为深山老林，是贫困落后、缺医少药的山沟里，在这种恶劣的环境下，他为人民群众的防病治病做出了贡献，还被评选为四川卫生先进工作者。

1955 年秋，经当地政府推荐，父亲李志沧荣幸地步入杏林，1960 年在中医学徒统一考试中以全县第二名的优异成绩毕业。曾先后赴成都、重庆、上海、北京等中医学院深造中医及中西医结合骨伤科，深得全国著名老一辈骨科专家郑怀贤、尚天裕等教授的亲自指点传授。40 余年来，他勤求古训，博采众长，孜孜不倦地集祖传、自身、各家经验之长于一体。在骨科领域里，突出中医特色，开展中西医结合，对全身各部各类骨折、脱位、急慢性损伤、中老年退变及部分陈旧性骨折、脱位的治疗，积累了丰富的临床实践经验。理论上他总结撰写的医学论著 40 余篇，分别发表、交流在国家级杂志及国际、国内学术会议上，并于 1995 年获得全国医学著作优秀成果一等奖一篇，获美国纽约国际传统医学杰出论文奖一篇。现为四川省中医骨科学会委员，中国骨内科学专业委员会副主任委员，涪陵市政协委员，《中国老年医学大系》副主编，《当代中西医结合临床》副主编，被上海"美国万国医学研究中心"授予中药专家称号。从医 40 余年来，治愈各类骨折损伤患者 20 余万例。为涪陵万县、各市县培养了骨科专业人才 120 余人。不少学生已成为各医疗单位的中医骨科业务技术骨干，是我市第一个获得高级技术职称的中医骨科人才，更是我市中医骨伤专业技术学科的学术带头人。1984 年获涪陵地区振兴中医先进个人称号。曾先后 10 余次被涪陵日报、涪陵电视台、四川广播电台报道宣传。

李氏中医的学术体系，经第四代传人（即父辈们）在那百般艰苦的日子里，勤奋努力，自强不息，默默无闻地继承，苦苦地求学，深深地苦钻，日夜地苦熬，终于功夫不负有心人，苦尽甘来，事业有成，给我们第五代传人的发展铺平了大道。经批示，李氏中医骨科首先有了自己的医疗机构，而且正在为我市创建一所中医骨科医院。我们积极不懈地工作着，特别是中医骨科领域里，在当今国际国内均占有一席之地。

我们第五代传人（即各位师兄弟），现已遍布涪陵丰都万县及各市县医疗机构。大多数已晋升为主治医师，成为各医院的中医骨科业务技术骨干力量，并积极努力地工作着。让我们在这样的优越条件下，在当今科学技术迅猛发展的大好形势下，让我们共同携起手来，团结奋进，不断进取，为李氏中医的发扬光大继续努力！

最后，让我们继续为李氏中医的继承与发展，为李氏中医学术体系的发扬光大，为人类的健康事业，为中华民族的繁荣昌盛做出更大的贡献。

（李朝阳，李志沧老先生的学生，第二届学派师生联谊扩大会议，1997年4月27日，于丰都县双路镇学派第三代传人李济春墓地）

涪陵李志沧骨科医院成立庆典暨《李志沧医学文选》首发式发言稿

各位领导、各位来宾、各位医学界的前辈：

大家好！

今天是恩师骨科医院正式成立和《李志沧医学文选》新书发布的大喜之日，在此，我谨代表200余名骨科弟子，向恩师表示最热烈的祝贺。

恩师从医46年，集高尚医德与精湛医术于一身。在中医骨伤及软组织损伤方面，善于综合运用独特的正骨手法，小夹板固定、中药内服外敷、推拿按摩等治疗方法，使众多骨伤及软组织损伤患者，恢复了健康。特别在治疗陈旧性骨折与骨不连方面，方法独特，疗效显著。在中医中药方面，精通经典医著，善用伤寒经方，使许多疑难杂症得以痊愈。并自创了许多伤科秘方，在临床运用中累见奇效。在医德医风方面，他态度和蔼，服务热情，尽管 60 岁高龄，仍然坚持 24 小时应诊，为后生做出了榜样。在著述方面，发表在国际、国内医学杂志上的论文达 60 余篇。在培养学生方面，对自己的医术毫不保留，耐心相传，并注重医德与做人的教育培养，大部分学生已成为基层医院骨科骨干。

作为李老师的学生我感到荣幸，感到自豪，今天李老师的骨科医院正式成立了，它不仅给广大骨伤患者带来了福音，也为我们提高骨科诊治水平创造了良好的进修培训条件。我们深表感谢。

最后，衷心祝愿老师身体健康，事业更辉煌！

（李朝阳，李志沧老先生的学生，第五届学派师生联谊扩大会议，
2000 年 6 月 26 日，于涪陵中山宾馆大礼堂）

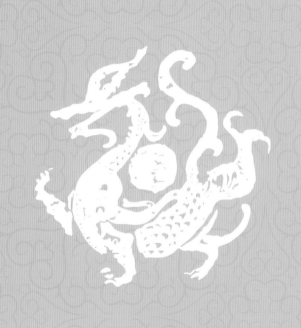

第八章

大事记

1. 1941 年 6 月，李志沧出生在四川省丰都县双路镇一个中医世家。

2. 1955 年拜师，成为中医学徒。

3. 1960 年以全县第二名的成绩获得中医师资格。

4. 1980 年成为中华医学会会员。

5. 1982 年成为涪陵地区中医学会会员。

6. 1985 年成为中国传统医学手法研究会会员。

7. 1987 年成为中国中西医结合风湿类专业委员会会员。

8. 1989 年 10 月底，中共涪陵地委调李志沧到涪陵，为涪陵地区老干部活动中心和老干部休养所的老同志提供中医养生保健服务。

9. 1990 年成为中华中医药学会中医骨伤科学会会员，被上海中医药研究院骨伤科研究所聘请为客座研究员。

10. 1991 年成为中西医结合研究会骨伤专业委员会会员。

11. 1992 年成为国际骨质疏松学会会员。

12. 1995 年 12 月 12 日，涪陵日报第一版报道新闻《李志沧获全国医学著作优秀成果一等奖》一文。

13. 1995 年成为中国骨内科专业委员会副主任委员。

14. 1997 年被泰国世界传统医学研究会聘任为顾问。

15. 2000 年，《李志沧医学文选》一书出版。

16. 2008 年，重庆市涪陵区中医药学会评选李志沧为"涪陵区名老中医"。

17. 《当代中国骨科临床与康复》副主编。

18. 中共重庆市涪陵区委老干部局颁发"局系统经济建设推动员"。

19. 中华当代医学家学会副会长。

20. 中国中医研究院特色医药合作中心华医之星。

21. 世界骨伤专家协会、世界杰出人才学会"中华骨伤名医"荣誉称号。

22. 世界中医骨科联合会第二届理事会理事兼副主席。

23. 《中国中医药杂志》编辑委员会编委。

24.《中华名人铭鉴》收录并被授予"中国风云人物"荣誉称号。

25.《健康大视野》杂志社聘请为高级保健顾问。

26. 涪陵县第九届、第十届政协委员，重庆市成为直辖市后，涪陵市第一届政协委员。

27.《老年运动医学》受聘为副主编。

28. 2002 年中国生产力学会选任理事会理事。

29. 中国老年保健协会、衰老与长寿学会的会员。

30. 中华华佗医药研究会聘为研究员。

31. 全国高等中医院校骨伤教育研究会及中国人才研究会骨伤人才分会两会聘为副会长。

32.《接骨续筋膏之临床运用》发表于《世界中医骨伤杂志》第 2 卷第 1 期，获 2000 年在澳大利亚悉尼的世界中医骨科联合会第三届学术大会的尚天裕国际科学技术二等奖。

33.《跳骨丹的接骨效验》发表于《世界中医骨科杂志》第 6 卷第 1 期，2004 年获在德国美茵茨召开的第五届世界中医骨科学术大会的优秀论文奖，获尚天裕国际科学技术二等奖。并于 2006 年被中国中医研究院科技合作中心载入《中国名人辞典》目录第 44 页,《中华名人铭鉴》第 162 页刊载，由中国文联出版社出版。

34.《李志沧医案精选》获重庆市涪陵区中医药学会 2008 年度理事会学术年会优秀论文奖。

35.《创新的正骨手法治疗桡骨远端骨折 273 例临床报告》获重庆市涪陵区中医药学会 2008 年度理事暨学术年会优秀论文奖。

36.《中西医结合胫腓骨骨折 157 例》获重庆市中医药学会学术年会优秀论文奖。

37.《补肾健脾法治疗骨质疏松症的理论探讨》获重庆市中医药学会学术年会优秀论文奖，获第一届国际老年临床医学学术大会优秀论文奖。

38.《突出中医特色，中西有机结合，促进中医骨科医院健康发展》获重庆涪陵区中医药学会 2008 年度理事会暨学术年会优秀论文奖。

39.《手法治疗软组织损伤》于 1995 年进入《中国疑难病慢性病特效治疗信息库》。

40.《运用中医整复手法治疗陈旧性髋关节后脱位》在 2007 年获中华医药学会整脊分会优秀论文奖。

41.《中医对肌肉损伤修复的概识》于 1993 年获全国疑难杂症诊治学术大会优秀论文奖。

42.《论先秦气功学的发展特点》于 1997 年被首届传统医学大会录用为学术论文。

附

录

历届学派联谊会纪要

第一届学派师生联谊扩大会议

时间：1992 年 10 月 11 日

地点：涪陵地区老专署内大礼堂。

参会人员：来自遵义、重庆、南川、丰都、垫江、涪陵等的学派代表，第四代、第五代、第六代传人，新招收的学生，学生家长及亲朋好友共计 260 余人。

大会主题：举行传统中医拜师大会仪式。

第二届学派师生联谊扩大会议

时间：1997 年 4 月 27 日

地点：丰都县双路镇学派第三代传人李济春墓地。

参会人员：来自成都、重庆、遵义、涪陵、丰都等各市县的学派代表，第四代、第五代、第六代传承人及亲朋好友共计 240 余人。

大会主题：李志渊（第四代传人）宣布纪念学派第三代传人李济春老先生百周年诞辰大会开幕仪式；宣布成立学派师生联谊常设小组，组织成员及有关事项；组建一个学派学术传承交流常设小组，定时两年一届或不定时地召开学派学术会议。

第三届学派师生联谊扩大会议

时间：1998 年

地点：涪陵市老专署内。

参会人员：来自涪陵、丰都、南川、垫江等的学派代表，第 4 至 6 代传人及有关领导、亲朋好友共约 250 余人。

大会主题：中医骨科专家门诊挂牌仪式。

第四届学派师生联谊扩大会议

时间：2000 年 4 月 16 日

地点：丰都县双路镇上。

参会人员：来自涪陵、丰都、垫江等学派代表第 4 至 6 代传人及亲朋好友 300 余人。

大会主题：祝贺学派第四代传人李志渊老先生八十寿辰大会。

第五届学派师生联谊扩大会议

时间：2000 年 6 月 26 日

地点：涪陵中山宾馆大礼堂。

参会人员：来自全国各地、海内外、同行专家、学者、教授，学派第 4 至 6 代传承者，市内各级有关领导，亲朋好友等代表共计 660 名。

大会主题：涪陵李志沧骨科医院成立庆典；《李志沧医学文选》一书新书发布；学派第四代传人李志沧六十寿辰。

第六届学派师生联谊扩大会议

时间：2005 年 12 月

地点：涪陵巴人宴会厅。

参会人员：来自成都、重庆、遵义、涪陵、丰都、垫江、南川、武隆各地亲朋好友代表及学派第 4 至 6 代传承人代表共计约 700 人。

大会主题：学派第五代传人李朝阳与冉菁举行结婚典礼；学派第四代传人李志沧大会宣布：将涪陵李志沧骨科医院的法人代表、医院院长职务正式传给学派第五代传承人李朝阳。

第七届学派师生联谊扩大会议

时间：2008 年 6 月 27 日

地点：涪陵宏声度假村会议厅。

参会人员：来自成都、重庆、涪陵、丰都、垫江、南川、武隆等地的第 4 至 6 代学派传承人代表及有关领导和亲朋好友共计约 260 余人。

大会主题：突出中医特色，中西医有机结合，医院健康发展。

第八届学派师生联谊扩大会议

时间：2010 年 6 月 26 日

地点：涪陵区妇幼保健院大会议厅。

大会主题：名老中医李志沧从医 55 周年学术思想专题研讨；中医正骨学术经验交流。

第九届学派师生联谊大会

时间：2016 年 12 月。

地点：廊桥水岸李志沧的家中。

大会主题：对李志沧传统中医正骨术的发展确定了方向，并确定了股权分配方案与主要传承人。

第十届学派师生联谊大会

时间：2017 年

地点：涪陵。

参会人员：全国著名中医专家刘剑锋、洪雷教授及区内有关单位领导、"李氏正骨"第四代、第五代、第六代传人，涪陵"李志沧传统中医正骨术"继承人参加了本次大会。

大会主题：举行拜师仪式及 2017 年度著名中医专家学术讲座。

1974 年 5 月，我出生在丰都县城的一个中医世家。父亲李志沧（第四代传人）是新中国成立后的第一代中医学子，数十年来，他一直以"李氏传统中医正骨术"在家乡的工厂、农村、街道、码头、县人民医院、县中医院等基层医院服务于民，深受广大民众的爱戴与欢迎。在家父的熏陶下，我自幼爱上了中医，特别是对中医正骨情有独钟。记得 12 岁那年，我就给来家求治的小孩治好了桡骨小头半脱位，此后，对中医正骨产生了更大的兴趣，于 1993 年考入成都体育学院中医骨伤系，毕业后跟随家父一道，参与大量的临床实践，在家父的精心指导与培育下，跟一批师兄弟们将距今已有 245 年历史、传承六代的"李氏传统中医正骨术"不断继承和发扬，不断地总结和提高。

"人不学医，则不可救人；医者不著，则不能留技。"这是父亲对我的谆谆教诲，也是他认为的医者之责。他秉承祖传，探索创新。由丰都及涪陵，拓前景以宏远。兴办专科医院，长计发展方略。博爱情怀，精湛医技，为社会信赖，民众景仰。并编著《李志沧医学文选》与《李志沧传统中医正骨术》，书中详细记载了李氏正骨 33 式及秘制方药 19 首，式式精妙，首首良方，因其卓越贡献，于 2014 年"李志沧传统中医正骨术"被重庆市人民政府命名为市级非物质文化遗产，而他本人则被评为"重庆市涪陵区名老中医"。

父亲的一生，用几十年做成了一件事，虽不惊天动地，国内同钦，却默默解疾苦于民间。他的坚持，成就了他的人生，让时间变得有价值。直至现在，他依然坚持，哪里有患者的需求，哪里就有他的身影。

"水流千载归大海"，令真正医者能留技于世，应是医坛佳话，得有著书立说，让读者了解家父传统中医正骨术的形成及传承之艰辛，拙著《李志沧中医正骨经验传承集》，以讲述家父蹒跚履历，杏林之路源远流长。唯愿此书能成为中医正骨之经典，李氏代代弟子传承之依据，故不顾陋言，简之自己为父亲拟词，以表敬畏之心。

李朝阳

2020 年 1 月于重庆